专家与您面对面

三叉神经痛

主编 / 刘红旗 尤 蔚

中国医药科技出版社

图书在版编目（CIP）数据

三叉神经痛 / 刘红旗，尤蔚主编 . -- 北京：中国医药科技出版社，2016.1

（专家与您面对面）

ISBN 978-7-5067-7917-3

Ⅰ. ①三…　Ⅱ. ①刘… ②尤…　Ⅲ. ①三叉神经痛 - 防治　Ⅳ. ① R745.1

中国版本图书馆 CIP 数据核字（2015）第 266017 号

专家与您面对面——三叉神经痛

美术编辑　陈君杞

版式设计　大隐设计

出版　中国医药科技出版社

地址　北京市海淀区文慧园北路甲 22 号

邮编　100082

电话　发行：010-62227427　邮购：010-62236938

网址　www.cmstp.com

规格　$880 \times 1230\text{mm}\ ^1/_{32}$

印张　$3\,^5/_8$

字数　56 千字

版次　2016 年 1 月第 1 版

印次　2016 年 1 月第 1 次印刷

印刷　北京九天众诚印刷有限公司

经销　全国各地新华书店

书号　ISBN 978-7-5067-7917-3

定价　19.80 元

本社图书如存在印装质量问题请与本社联系调换

内容提要

三叉神经痛怎么防？怎么治？本书从"未病先防，既病防变"的理念出发，分别从基础知识、发病信号、鉴别诊断、综合治疗、康复调养和预防保健六个方面进行介绍，告诉您关于三叉神经痛您需要知道的有多少，您能做的有哪些。

阅读本书，让您在全面了解三叉神经痛的基础上，能正确应对三叉神经痛的"防"与"治"。本书适合三叉神经痛患者及家属阅读参考，凡患者或家属可能存在的疑问，都能找到解答，带着问题找答案，犹如专家与您面对面。

专家与您面对面

丛书编委会（按姓氏笔画排序）

前言

"健康是福"已经是人尽皆知的道理。有了健康，才有事业，才有未来，才有幸福；失去健康，就失去一切。那么什么是健康？健康包含三个方面的内容，身体好，没有疾病，即生理健康；心理平衡，始终保持良好的心理状态，即心理健康；个人和社会相协调，即社会适应能力强。健康不应以治病为本，因为治病花钱受罪，事倍功半，是下策。健康应以养生预防为本，省钱省力，事半功倍，乃是上策。

然而，污染的空气、恶化的水源、生活的压力等等，来自现实社会对健康的威胁却越来越令人担忧。没病之前，不知道如何保养，一旦患病，又不知道如何就医。基于这种现状，我们从"未病先防，既病防变"的理念出发，邀请众多医学专家编写了这套丛书。丛书本着一切为了健康的目标，遵循科学性、权威性、实用性、普及性的原则，简明扼要地介绍了100种疾病。旨在提高全民族的健康与身体素质，消除医学知识的不对等，把健康知识送到每一个家庭，帮助大家实现身心健康的理想。本套丛书的章节结构如下。

第一章 疾病扫盲——若想健康身体好，基础知识须知道；

第二章 发病信号——疾病总会露马脚，练就慧眼早明了；

第三章 诊断须知——确诊病症下对药，必要检查不可少；

第四章 治疗疾病——合理用药很重要，综合治疗效果好；

第五章 康复调养——三分治疗七分养，自我保健恢复早；

第六章 预防保健——运动饮食习惯好，远离疾病活到老。

按照以上结构，作者根据在临床工作中的实践体会，和就诊时患者经常提出的一些问题，对100种常见疾病做了系统的介绍，内容丰富，深入浅出，通俗易懂。通过阅读，能使读者在自己的努力下，进行自我保健，以增强体质，减少疾病；一旦患病，以利尽早发现，及时治疗，早日康复，将疾病带来的损害降至最低限度。一书在手，犹如请了一位与您面对面交谈的专家，可以随时为您答疑解惑。丛书不仅适合患者阅读，也适用于健康人群预防保健参考所需。限于水平与时间，不足之处在所难免，望广大读者批评、指正。

编者

2015 年 10 月

目录

第3章　诊断须知
　　——确诊病症下对药，必要检查不可少

第4章　治疗疾病
　　——合理用药很重要，综合治疗效果好

第 1 章

疾病扫盲

若想健康身体好，基础知识须知道

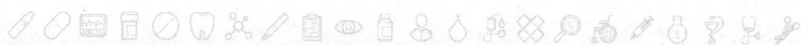

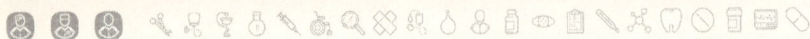

👨‍⚕️ 什么是痛觉

疼痛是伤害性刺激作用于人体产生的感觉，常伴有不愉快的情绪活动和防卫反应，具有保护作用。分为以下几种：

（1）皮肤痛：皮肤受到伤害性刺激时会产生痛觉，痛觉的感受器是游离神经末梢，引起痛觉不需要特殊的适宜刺激，任何形式的刺激只要达到一定的强度而转变为伤害性刺激时，都能引起痛觉。伤害性刺激使组织损伤而释放某些致痛物质（如 K^+、H^+、组织胺、5-羟色胺、缓激肽、前列腺素等），作用于痛觉感受器，产生传入冲动进入中枢神经系统而引起痛觉。

（2）内脏痛：与皮肤痛比较，内脏痛具有下列特征：

①缓慢、持续、定位不精确和对刺激的分辨能力差。②能使皮肤致痛的刺激（如切割、烧灼等）作用于内脏，一般不产生疼痛；而机械牵拉、缺血、痉挛和炎症等刺激作用于内脏，则能产生疼痛。③常可出现牵涉痛。

（3）牵涉痛：当某些脏器发生病变时，在身体体表的一定部位产生疼痛或感觉过敏的现象，称为牵涉痛（referred pain）。例如心肌缺血时，可发生心前区、左上臂或左肩的疼痛。发生牵涉痛的机制，目前并不完全清楚，一般认为传导患病脏器疼痛冲动的内脏感觉神经和传导被牵涉区皮肤的躯体感觉神经，共同进入同一个脊髓节段。因此，从患病脏器传入的冲动，可以扩散到邻近的躯体感觉神经元，从而产生牵涉痛。临床根据牵涉痛部位，可协助诊断疾病。

常见脏器的牵涉痛部位

患病器官	疼痛牵涉部位
心	心前区、左肩、左臂和手尺侧区
肝、胆囊	右上腹、右肩区
胃、胰	左上腹、肩胛间
小肠、阑尾	上腹、脐周围
肾、输尿管	腰、腹股沟

心理因素对痛觉的影响

痛觉是一种复杂的感觉，常伴有不愉快情绪和防卫反应，具有保护意义。但剧烈的疼痛刺激，可引起中枢神经系统的调节功能障碍，严重者可出现"疼痛性休克"。人体对疼痛感受程度的主观体验，常因机体所处的环境、功能状态和心理状态等的不同而有差异。例如：在高度紧张时疼痛感轻，而安静时则疼痛感明显；再者在心态平静和对疼痛不畏惧时，疼痛感则轻，反之则重。所以在临床工作中，对患者出现的疼痛，一定要根据疼痛的部位、性质和伴随的症状等，进行全面分析，明确诊断；同时也要做好心理护理，尽量减轻患者的痛苦。

🧑‍⚕️ 什么是三叉神经痛

三叉神经痛是指三叉神经分布区域内阵发性剧烈疼痛。包括前额、头皮、眼、鼻、唇、脸颊、上颌、下颌在内的面部神经痛。1756 年由法国 Nicolas Andri 首先报道。由于发作时多数伴有面肌抽搐，故称之为"痛性抽搐"。

三叉神经痛可分为原发性、继发性两种：原发性三叉神经痛的病因及发病机制尚不清楚，多数认为病变在三叉神经半月节及其感觉神经根内，也可能与小血管畸形、岩骨部位的骨质畸形等因素导致对神经的机械性压迫、牵拉以及营养代谢障碍有关。

继发性三叉神经痛又称症状性三叉神经痛，常为某一疾病的临床症状之一，如由小脑脑桥角及其邻近部位的肿瘤、炎症、外伤以及三叉神经分支部位的病变所引起。

三叉神经痛在所有神经痛中最常见。

"三叉神经痛"有时也被称为"脸痛"，容易与牙痛混淆。是一种发生在面部三叉神经分布区内反复发作的阵发性剧烈神经痛，三叉神经痛是神经外科、神经内科常见病之一。多数三叉神经痛于40岁起病，多发生于中老年人，女性尤多，其发病右侧多于左侧。该病的特点是：在头面部三叉神经分布区域内，发病骤发、骤停、闪电样、刀割样、烧灼样、顽固性、难以忍受的剧烈性疼痛。

潜伏在三叉神经痛患者脸上的"机关"

三叉神经痛患者脸上有"机关"，其实就是"扳机点"，是指三叉神经受侵犯的分布区域内有一个或多个特别敏感的区域。患者吃饭、漱口、洗脸不小心触及这个敏感的区域，都可能诱发剧烈疼痛。因此，很多患者打哈欠、张口咀嚼，或是稍稍触碰口腔内、面颊部都战战兢兢，如履薄冰，唯恐触动"机关"。

张嘴、咀嚼时会诱发疼痛，是由于运动冲动短路引起的；而触碰面部，特别是"扳机点"激发的疼痛是触觉冲动短路引起的。这些从触觉纤维或运动纤维中"偷渡"来的冲动，毕竟和正常痛觉感受器传来的冲动有所不同，痛觉中枢对"越境"的冒牌刺激反应格外强烈，这可能正是三叉神经痛十分剧烈的原因之一。

扳机点多发生在上下唇部、胡须处、上下齿龈、鼻翼、鼻唇沟、

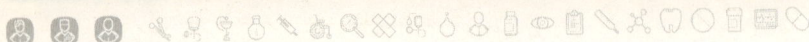

颊部、眉毛等处。这些区域对触觉及运动极为敏感，一触动即可激发剧烈的疼痛发作，且疼痛由此点开始，立即扩散到其他部位。患者惧怕诱发疼痛发作，故设法避免一切诱发因素。

年轻人是否会得三叉神经痛

很多三叉神经痛在发病初期的时候并不以为然，直到病情严重了才产生警惕，其实这种想法是非常错误的。年轻人三叉神经痛也是存在的，而且这种疾病一定要及时的进行治疗才行。

三叉神经痛的发病患者没有年龄和性别的差异，任何人都有可能出现三叉神经痛，三叉神经痛呈放射似的痛，给患者的生活带来巨大的不便。

大多数年轻三叉神经痛患者属于继发性三叉神经痛，继发性三叉神经痛又称症状性三叉神经痛。是由于颅内、外各种器质性疾病引起的三叉神经痛。

其症状类似于原发性三叉神经痛在颜面部疼痛发作的表现，但其疼痛程度较轻，疼痛发作的持续时间较长，或者呈持续性痛，阵发性加重。

三叉神经痛会遗传吗

三叉神经是脑神经中粗大的神经之一，是感觉运动混合神经，也称为第Ⅴ对颅神经。它从脑干部发出后，即分成较粗的感觉神经根及较细的运动神经根。感觉神经在穿出脑膜后汇成一个大的神经节，即半月神经节。这是神经细胞之所在。然后分成三支周围神经：Ⅰ支（视神经）支配额顶部。Ⅱ支（上颌神经）分布面颊部。Ⅲ支（下颌神经）分布于下颌区。

三叉神经痛患者很少有家族史，资料统计有家族史的患者仅占0.2%。但有迹象表明，在三叉神经痛的发病原因中，也不能不考虑到遗传因素的存在。三叉神经痛可发于任何季节，无明显的季节性，但国外有些文献报道，三叉神经痛易在春秋发病。

神经系统的结构与功能

神经系统（nervous system）是机体内主要的功能调节系统。它控制和调节着机体所有器官、系统的活动，并把它们联系成为一个统一的整体，从而保证机体内部活动的统一与协调。同时，神经系统使机体与外界环境相联系，使机体与外界环境保持相对的平衡。

因此，神经系统在人的生命活动中起着主导作用。

神经系统在形态和功能上是一个不可分割的整体，为了便于描述和学习，将其分为中枢神经系统和周围神经系统两部分。中枢神经系统包括脑和脊髓，分别位于颅腔和椎管内。周围神经系统是脑和脊髓以外的神经部分，其将中枢神经系统与各系统的器官、组织连接在一起，使中枢神经系统完成对各系统器官和组织的控制与调节。周围神经系统分脑神经、脊神经和内脏神经三部分。

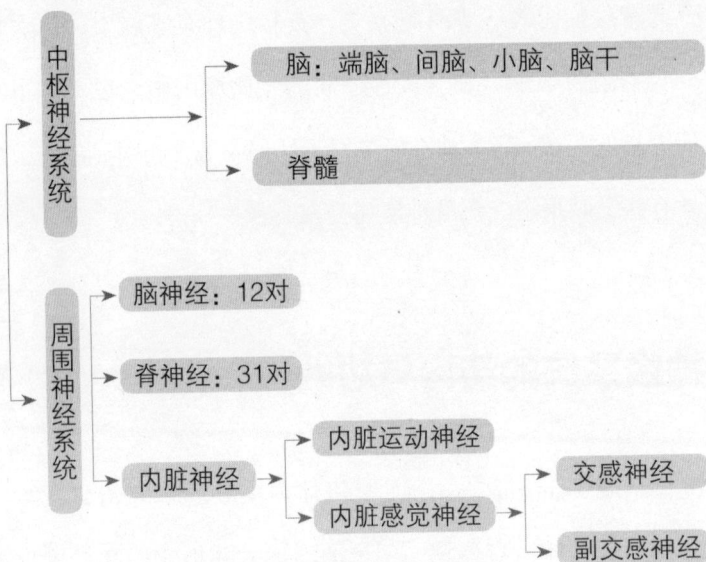

- 中枢神经系统
  - 脑：端脑、间脑、小脑、脑干
  - 脊髓
- 周围神经系统
  - 脑神经：12对
  - 脊神经：31对
  - 内脏神经
    - 内脏运动神经
    - 内脏感觉神经
      - 交感神经
      - 副交感神经

什么是周围神经系统

　　周围神经按其与脑和脊髓的连接关系分为脑神经和脊神经。脑神经与脑相连，共 12 对；脊神经与脊髓相连，共 31 对。周围神经系统按分布范围又分为躯体神经和内脏神经。躯体神经和内脏神经的神经纤维均走在脊神经和脑神经中，躯体神经分布于体表、骨、关节和骨骼肌，而内脏神经则分布于内脏、心血管和腺体。躯体神经和内脏神经又各分为感觉（传入）神经和运动（传出）神经，其中躯体感觉神经和内脏感觉神经将各自分布区域的感觉信息传向脊髓和脑；躯体运动神经将脑和脊髓的运动信息传向骨骼肌（支配骨骼肌运动）；内脏运动神经将脑和脊髓的运动信息传向平滑肌、心肌和腺体，支配内脏的活动、心血管的活动，控制腺体的分泌。内脏运动神经又分为交感神经和副交感神经。为便于叙述，通常将周围神经系统概括地分为脑神经、脊神经和内脏神经三部分。

神经系统的常用术语

　　（1）灰质

　　中枢神经系统内，由神经元胞体与树突集聚构成的结构称灰质。

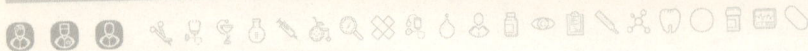

在新鲜标本上因其颜色灰暗而得名。

（2）白质

中枢神经系统内，由神经纤维集聚构成。在新鲜标本上其色泽白亮。

（3）皮质

指大脑和小脑浅层的灰质，分别称大脑皮质和小脑皮质。

（4）神经核

中枢神经系统内，由神经元胞体构成的团块状结构，属灰质。

（5）神经节

周围神经系统内，由神经元胞体构成的团块状结构。

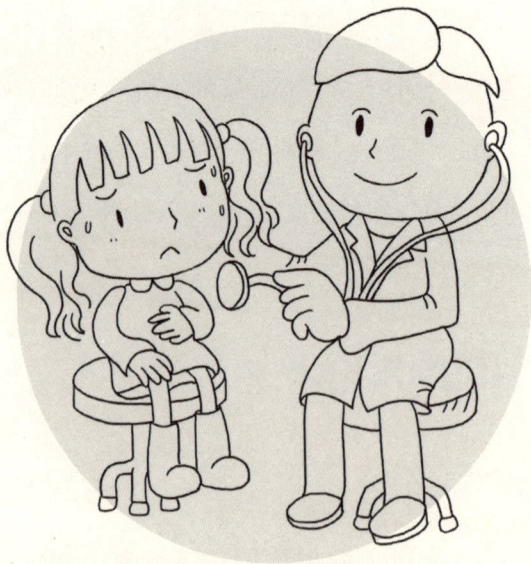

（6）纤维束

中枢神经系统内，由起止和功能相同的神经纤维集聚构成，属白质。

（7）神经

周围神经系统内，由神经纤维集聚构成的条索状结构。

（8）网状结构

中枢神经系统内，由白质和灰质混杂而成的结构。

什么是三叉神经

三叉神经是第 V 对脑神经，在面部有三个分支。

三叉神经连与脑桥，含躯体感觉和躯体运动两种纤维。在三叉神经根部连有三叉神经节，该节由感觉神经元的胞体构成。感觉神经元的中枢突入脑桥，终止于三叉神经感觉核，周围突分别组成眼神经、上颌神经和下颌神经。其躯体运动纤维起于三叉神经运动核，参与组成下颌神经。

（1）眼神经

为感觉神经。经眶上裂入眶，分支布于泪腺、结膜、鼻粘膜及鼻背的皮肤。其还发出眶上神经，经眶上切迹出眶，分布于额部的皮肤。"压眶反射"即压迫眶上神经。

（2）上颌神经

为感觉神经，经圆孔出颅，穿眶下裂续为眶下神经。上颌神经分布于硬脑膜、上颌窦、上颌牙与牙龈，鼻腔和口腔顶黏膜，以及眼裂与口裂之间的皮肤。

（3）下颌神经

为混合性神经，经卵圆孔出颅腔后分为数支。其躯体运动纤维支配咀嚼肌；躯体感觉纤维布于下颌牙及牙龈，口腔底与舌前2/3黏膜，以及耳颞区和口裂以下的皮肤。

哪些人容易得三叉神经痛

三叉神经痛可分为原发性（症状性）三叉神经痛和继发性三叉神经痛两大类，其中原发性三叉神经痛较常见。原发性三叉神经痛是指找不到确切病因的三叉神经痛。可能是由于供应血管的硬化并压迫神经造成，也可能是因为脑膜增厚、神经通过的骨孔狭窄造成压迫引起疼痛。

继发性三叉神经痛是指由于肿瘤压迫、炎症、血管畸形引起的三叉神经痛。此型有别于原发性的特点，疼痛常呈持续性，并可查出三叉神经邻近结构的病变体征。

　　三叉神经痛是世界第一痛，也是常见的一种病，那么究竟哪些人群是三叉神经痛的高发人群呢？

　　三叉神经痛发病年龄较广，从 10 ～ 90 岁发病均有报告，近来儿童发病也有所增加，最多为 40 岁以上中老年人。

　　另外，专家提示，一般女性多于男性，男女比例为 2：3，据有关资料统计；目前，三叉神经痛发病率为 2‰左右。

🧑 三叉神经痛的基本常识

　　三叉神经痛是一种常见的神经外科疾病，以称"脸痛"，发病

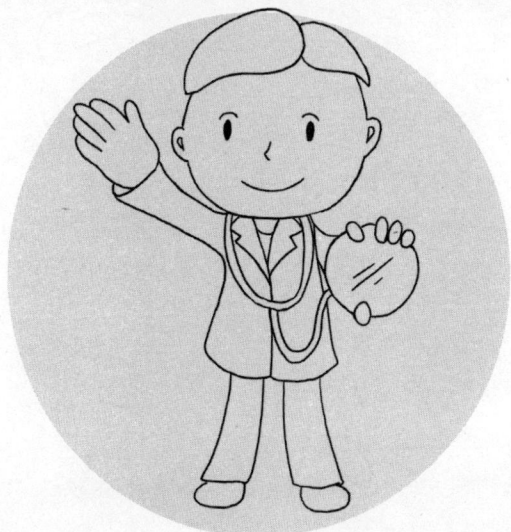

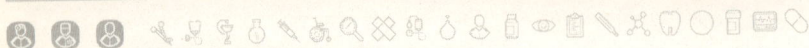

年龄多在 40 岁以后。三叉神经痛主要症状有头面部三叉神经分布区骤发闪电样、刀割样、烧灼样的剧烈性疼痛，给三叉神经痛患者生活带来很多不便。那么三叉神经痛的病因是什么？如何诊断三叉神经痛？三叉神经痛有什么治疗方法呢？

三叉神经是支配颌面部的感觉与运动功能的主要脑神经之一。三叉神经痛是指在三叉神经分布区域内出现的阵发性电击样剧烈疼痛，历时数秒或数分钟，间歇期无症状。病程呈周期性发作，疼痛可自发，也可因刺激扳机点引起。原发性三叉神经痛病员无论病程长短，神经系统检查无阳性体征。

原发性三叉神经痛的病因及发病机制尚不清楚，但多数认为其病变在三叉神经的周围部分，即在三叉神经半月节感觉根内。根据

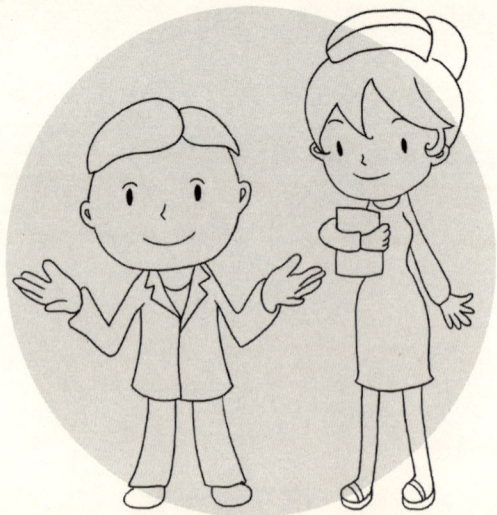

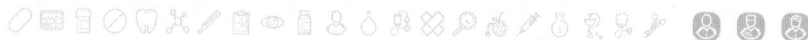

显微外科和电镜观察，可能与小血管畸形、岩骨部位的骨质畸形等因素有关，而引起疼痛发作。女性居多，多见于中、老年人，40岁以上者约占 70% ~ 80%。

［三叉神经痛症状］

（1）疼痛部位

不超出三叉神经分布范围，常局限于一侧，多累及一支，以第二、三支最常受累，约占95%。

（2）疼痛性质

疼痛呈发作性电击样、刀割样、撕裂样剧痛，突发突止。每次疼痛持续数秒至数十秒种。发作间歇期逐渐缩短、疼痛逐渐加重。发作频繁者可影响进食和休息。

（3）诱发因素及"扳机点"

疼痛发作常由说话、咀嚼、刷牙、洗脸等动作诱发，甚至风吹或响声也能引起发作。有些患者触摸鼻旁、口周、牙龈、眉弓内端等区域即可引起疼痛发作，这些敏感区域称为"扳机点"或"触发点"。麻醉"扳机点"常可使疼痛发作暂时缓解。因此患者为了减免发作常常不敢洗脸、大声说话甚至不敢进食。

（4）体征

发作时可伴有同侧面肌抽搐、面部潮红、流泪和流涎，故又称

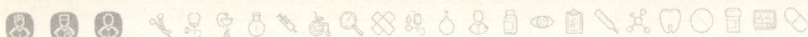

痛性抽搐。疼痛发作时患者常用手揉搓同侧面部，久而久之面部皮肤变得粗糙、增厚、眉毛脱落，再因不敢吃饭、洗脸、不修边幅，患者往往显得消瘦、面容憔悴、蓬头垢面、情绪抑郁。客观检查多无三叉神经功能缺损表现及其他局限性神经体征，但有时由于面部皮肤粗糙、增厚或已作过封闭治疗，面部痛觉、触觉可有减退。

［三叉神经痛诊断］

（1）根据上述疼痛的部位、性质、程度、时间及诱因。

（2）神经系统无阳性体征。

（3）排除了如下疾病：牙痛，鼻窦炎，三叉神经炎，舌咽、蝶腭神经痛及继发性三叉神经痛（指有明确的病因所致，常见者有桥小脑角肿瘤、颅底恶性肿瘤等）。

［辅助检查］

（1）诊断明确的三叉神经痛者，检查专案以检查框限"A"为主。

（2）需进一步排除继发性三叉神经痛或其他疾病者，检查专案可包括检查框限"A""B"或"C"。

三叉神经痛治疗方法

（1）药物治疗

①卡马西平（酰胺咪嗪，tegretol，carbamazepine）：初服100mg，1日2次，以后每天增加100mg，直到疼痛停止（最大量不应超过

1000mg/d）；以后再逐渐减少，确定最低有效量，作为维持剂量服用。此药孕妇忌用。

②苯妥英钠：开始 0.1g，3 次 / 天；如无效可加大剂量，每日增加 0.1g（最大量不超过 0.6g/d）。如产生中毒症状（如头晕、行走不稳、眼球震颤等）应即减量到中毒反应消失为止。如仍有效，即以此为维持量。

③七叶莲（野木瓜）：一种草药，属木通科，制成针剂及片剂。针剂每次 4ml，每日 2～3 次，肌内注射，待疼痛减轻后改用口服药片，每次 3 片，每日 4 次，连续服用。有时与苯妥英钠、卡马西平合用可提高疗效。

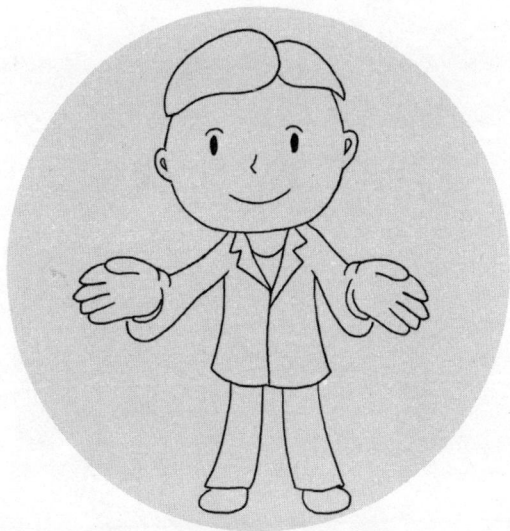

④其他：苯巴比妥、氯丙嗪等可合用，以提高疗法。

（2）针灸治疗。

（3）封闭治疗

一般用于服药无效或不适宜手术治疗者。方法是以纯酒精注射于疼痛的神经支或其分支。操作简易安全，但疗效不持久。酒精封闭半月节，可达到较持久的效果，但可能引起出血、角膜炎、失明等严重并发症。酒精封闭前宜先用普鲁卡因封闭以观察效应。

（4）手术治疗

①射频电流经皮选择性热凝术，可选择性破坏三叉神经的痛觉纤维，基本不损害触觉纤维。方法简便，疗效高，适应证广，并发症少。

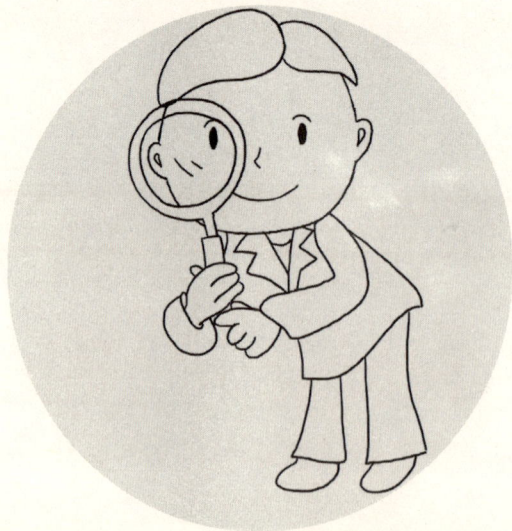

②各项治疗无效而病情严重者，可考虑三叉神经感觉根部分切断术或三叉神经脊束切断术。均有一定危险性及复发率。

③三叉神经显微血管减压术，为安全、有效手术，可选择采用。

继发性三叉神经痛的病因

生活中虽然经常能见到三叉神经痛的患者，但是很少有人知道，继发性三叉神经痛其实也是一种常见类型。我们下面就来了解一下这种疾病出现的原因都有什么，才能更好地帮助朋友们避免这种疾病的发生，更好地进行治疗。

继发性三叉神经痛主要是由颅内和颅底骨的肿瘤、血管畸形、蛛网膜粘连增厚、多发性硬化等原因导致的。

继发性三叉神经痛的病因可通过辅助检查，如：颅底 X 线片、脑血管造影、脑室造影、CT 或核磁共振检查来发现原发病灶。明确病因以助诊断，针对原因进行处理。

很多患者在进行三叉神经痛治疗时都非常急躁，想马上就止痛。但是目前任何一种三叉神经痛的治疗都不会在治疗后马上就让疼痛消失。因此，要有耐心。

三叉神经痛有哪些病因

三叉神经痛是一种不可忽视的疾病，三叉神经痛的发生是指患者面部单侧或是双侧阵发性剧烈疼痛，疼痛可由触摸、风吹等引起，有时也会自发。三叉神经痛患者的发生会严重的威胁患者的生活和健康。那么，三叉神经痛有哪些病因？

① 脑干三叉神经脊束核和感觉核的异常放电。

② 丘脑损害。

③ 解剖结构异常、血管畸形、骨孔区骨膜炎症，动脉硬化等造成三叉神经感觉根或半月节或三叉神经周围支受到压迫或损害发生脱髓鞘性变，使得神经冲动发生"短路"。

④ 上下颌骨的病理性骨腔。

⑤ 中医认为三叉神经痛是外感风寒，内生虚火，风火寒痰客于三阳经筋，使痰血瘀阻，气血凝滞，发作疼痛。

三叉神经痛患者首先应做详细，全面的检查来确诊是原发性的还是继发性的。如果是继发性的，还要查出引起的确切原因给予针对性治疗，如果是肿瘤引起应手术切除，是炎症性的则予消炎，止痛。

三叉神经痛的发病机制

有假说认为三叉神经痛的面部疼痛发作，是该神经的下行核因接受的冲动流过多释放引起的。有两个支持此假说的证据：切断耳大神经或枕神经可缓解典型的三叉神经痛，或者静脉注射苯妥英钠（大仑丁）可中止三叉神经痛的发作。

日益增加的证据表明，病变在三叉神经半月节及其感觉神经根附近，可能与小血管畸形、岩骨部位的骨质畸形等因素导致对神经的机械性压迫、牵拉以及营养代谢障碍有关。

1. 周围病原学说

（1）局部刺激

在三叉神经所支配的组织器官发生了炎性病灶（如副鼻窦炎、

牙源性炎症等）或外伤性病灶的长期慢性刺激，致使神经发炎、纤维化，半月神经节中毒等的综合作用，使分布在三叉神经根上的滋养血管，发生功能障碍、痉挛，最后发生继发性缺血，导致感觉根脱髓鞘病变，而引起三叉神经痛。早在 1926 年 Harris 就提出：此病主要由于牙源性病灶所致，1940 年又进一步发现了因拔牙和牙齿脓毒病之后而发生三叉神经痛的例证。此后 1952 年 Sagonaolaite 曾经调查发现 90% 的三叉神经痛患者均伴有口腔感染病灶。国内刘道宽等也统计了 292 例，其中 99% 的三叉神经痛患者，均伴有口腔感染灶存在。近几年来如 1976 年 Rether、1979 年 Alexander、1980 年 Shaber 及 1981、1982 年四川医学院均先后在原发性三叉神经痛患者的上、下颌骨内发现了病变骨腔，当他们行颌骨病变性骨腔清除术后，患者的症状得以消除。

根据这一事实，1989年刘道宽等就提出颌骨病变性骨腔与原发性三叉神经痛的发病有明显关系，认为局限性颌骨病变是发病的主要因素。

为证明在口腔局部病变的刺激可沿神经纤维向中枢发展而导致中枢功能紊乱和器质性改变而发病，1974年Black制作了三叉神经痛的试验模型。在实验中拔除猫的一侧全部上下颌牙髓，术后26周内，几乎所有（20只）受试的猫都表现出三叉神经痛的症状反应。拔除牙髓后7～21天，所作的组织学检查证实，从三叉神经末梢至脑内核团发生了变性。并用记录神经放电生理方法测到三叉神经脊髓束核内有癫痫样的放电活动。

（2）局部压迫

三叉神经感觉根任何一段受到各种原因的压迫和（或）牵拉都可导致三叉神经痛。

①血管性压迫：继Cushing在20世纪初提出机械性压迫三叉神经可以引起疼痛的假说后，Dandy在1934年进一步报道了60%的三叉神经痛患者是由于各种压迫引起的。并认为主要是血管性压迫，报道了其在三叉神经痛患者的小脑脑桥角部位的解剖和病理方面的

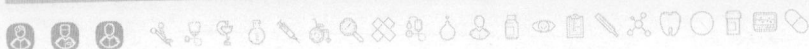

异常所见，发现动脉襻压迫感觉根占 30.7%，静脉压迫占 14%，肿瘤压迫占 5.6%。

Gardner 和 Miklos（1959）提出脑底动脉和小脑动脉的异常分支或颈骨岩角压迫神经根，是引起三叉神经疼痛的一个重要原因。

Kerr（1963）又提出一个柔和的永久跳动的动脉对三叉神经腹侧部的压迫，可能是引起三叉神经痛的原因，此种情况在老年人中较多。或神经本来已有原发退化，颈动脉搏动有促进作用。

Jennetta 用微血管减压术治疗三叉神经痛，即在三叉神经根与造成神经压迫的血管之间放置一块海绵结果使疼痛得以缓解。并且指出这类压迫三叉神经根而引起神经痛的血管多是扭曲、硬化的小动脉，并由于动脉硬化症的进展，有可能增加三叉神经痛发作的频率。1976 年 Jannetta 又在原有的理论基础上将手术方式进行了改良，而开展了显微外科技术，进行显微血管减压术，并相继报道了该术式对治疗三叉神经痛有较好的效果。

1978 年 Hardy 和 Rhoton 经尸检 50 例三叉神经痛患者，发现 29 例三叉神经根与动脉襻接触占多数为 58%。这些动脉以小脑上动脉占多数为 87%。洛树栋、徐慧君等对正常脑标本脑底面的观察结果，发现三叉神经与脑底部动脉，特别是小脑上动脉或小脑前下动脉的接触率为 35.48% ~ 45%。

近年来，国内外学者从基础和临床医学的观察研究结果发现，血管压迫三叉神经根而是引发三叉神经痛的主要原因之一。

②硬膜鞘、硬膜带或骨性压迫：此类压迫分先天性和后天性两类。其压迫的主要原因是因岩骨抬高，骨孔狭窄和岩上窦变异等原因而致三叉神经痛。

岩骨角的抬高多为先天性，一般右侧多于左侧。1937 年 Lee 发现岩骨角可随年龄增长而增高，并发现右侧明显高于左侧。半月节及后根受包裹它的硬膜鞘及岩上窦的压迫，在通过硬膜孔或翘起的岩骨脊处形成角扭曲，使后根受压引起三叉神经痛。

Malis（1976）描述前床突至岩骨尖有跨于三叉神经根上的纤维，

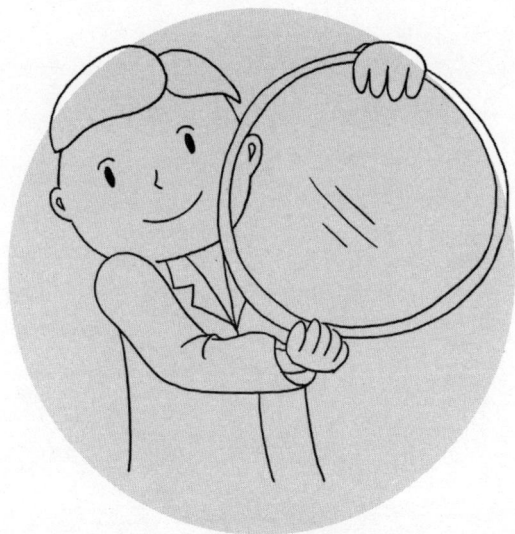

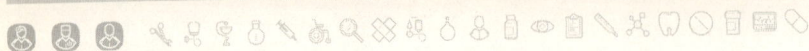

岩骨上升时，可影响三叉神经根。

Garder 对 130 例三叉神经痛患者和 200 个正常人的颅底测量，发现患者组中齿状突的位置，比同龄的对照组为高，颅底宽度亦比同龄对照组狭窄。检查了 130 例三叉神经痛患者的两侧岩骨嵴高度，在岩骨嵴稍高的一侧，发病率高 3 倍。学者们对神经受压者做了大量研究工作。发现三叉神经无论干、节或根部受压，在受压的局部神经纤维均发生脱髓鞘改变。

③ 系统紊乱：系统功能紊乱可导致三叉神经痛。

Gosten（1936）首先提出这种理论，他在临床上发现三叉神经痛多发于上颌支和下颌支，这些患者常常伴有功能紊乱。如牙尖早接

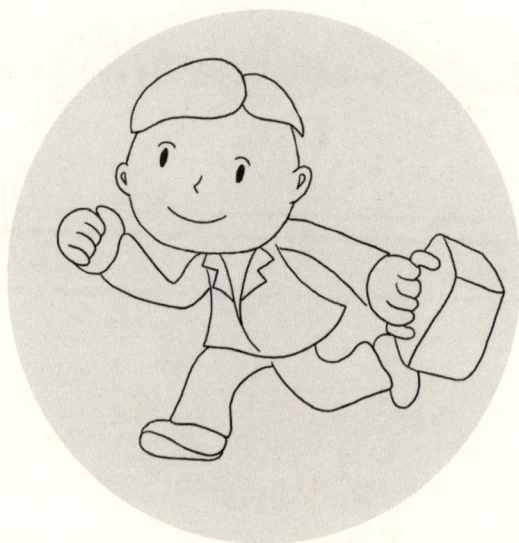

触、多数后牙缺失以及面过度磨耗所致垂直距离过低等。以上这些关系的紊乱，可使关节周围的肌群痉挛，肌功能障碍，此种情况形成一种小量的异常冲动并不断向中枢传递，使中枢失去了动态平衡，而发生功能紊乱。尤其再加上并发有其他疾病的情况下，中枢神经系统对刺激极度敏感，通过扳机点机制而引发三叉神经痛。

1967 年 Henderson 发现关系不正常的三叉神经痛患者的咀嚼肌群内存有扳机点。关于关系紊乱发生的原因，如不适合的义齿，后牙缺失过多，用切牙磨研食物等不正常的关系造成下颌前突，并偏向健侧，引起对三叉神经上颌支和下颌支发生过度牵拉，导致三叉神经痛的发生。1967 年 Carney 对 10 例上述患者施行手法整复，结果患者突然感到疼痛消失，并刺激扳机点也不再引起疼痛发作，效果良好。

④缺血学说：Woff（1948）曾试用血管扩张药烟酸 200mg，5 次 / 天，治疗 10 例，60% 有明显效果。说明因血管扩张，可使三叉神经根缺血部分解除，解除神经的缺血性的刺激，终止了疼痛的发病。

三叉神经周围结构的反射性血管收缩也可能是引起发作性疼痛的原因。Karl（1945）等对有扳机点的 7 例患者给予组胺亚硝酸戊酯，10% CO_2 以及烟酸刺激扳机点时疼痛可减轻或不发作。安慰剂则无效。

Doering（1951）及 Schaltem brand（1953）等人经调查发现患高

血压、动脉硬化等血管闭塞性疾病患者的三叉神经痛发病率高。

有人发现三叉神经痛的发病与年龄成正比例，多见于 40 岁以上者，且正因为年龄越大，越容易患高血压和动脉硬化之故。刘道宽等手术治疗 280 例原发性三叉神经痛的患者组中，年龄在 50 岁以上者占 70.2%，其中多数伴有高血压和（或）动脉硬化。但多数学者认为缺血只是诱发三叉神经痛的辅助因素，而不能单独作为发病的主要原因。当三叉神经系统缺血，特别是半月节局灶性供血不足，可使该系统局部营养不良，从而降低了神经活力和局部的抵抗力，再在其他因素的作用下而导致三叉神经痛的发病。

2. 中枢病因学说

有人从三叉神经痛的疼痛特殊性质，骤发、骤停、持续时间短暂、有触发点等特点，而提出癫痫学说。

Bergouignan（1942）首先报道用苯妥英钠治疗该病有效，以及大家又用卡马西平亦取得明显效果，而此二药均为抗癫痫的良药。

Nashold（1966）还发现在疼痛发作时，在中脑处记录到局灶性癫痫放电。

1990 年国内李立对 133 例原发性三叉神经痛者行 EEG 检查，异常者 66 例占 45.1%，表现为：①散发性中至高电位尖波。②弥漫性中至高电位慢活动。③基本节律变慢。且在当射频治疗使疼痛消失后，原来异常的 EEG 转阴率高，资料显示患者脑皮质的病理性质与癫痫样放电类似。为此，认为三叉神经痛属感觉性癫痫发作的一种特殊类型。

根据临床资料和实验室研究，多数学者对中枢发病学说做出了科学性的评价，认为三叉神经脊束核、丘脑、大脑皮质等低、高级中枢，都可因周围的病损刺激及中枢本身的损害性刺激，在细胞集聚的地方形成惰性病理兴奋灶，产生癫痫样三叉神经痛的发作。

3. 变态反应学说

Hanes 经过 16 年的研究，曾先后观察了 183 例三叉神经痛患者，89% 的病例胃液分析无游离盐酸或少酸。此类患者采用口服盐酸，抗组胺脱敏疗法，使 57% 的患者疼痛完全消失，11.4% 大部分消失。

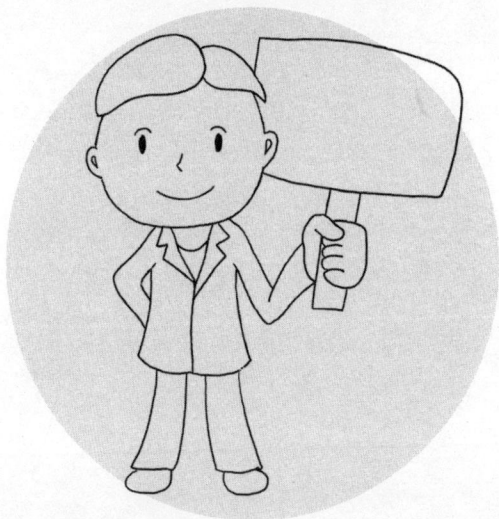

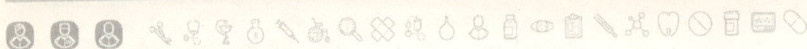

这种变态反应的原理尚未搞清，可能是因为过敏性体质的患者，由于胃酸缺乏而导致蛋白消化异常，组胺（histamine）和组胺样物质大量进入血液，随血循环达三叉神经而引起疼痛发作。

4.病毒感染学说

Knight（1954）观察到 60% 的三叉神经痛患者，术前伴有肉眼可见的单纯疱疹，患者先产生三叉神经痛，随之在相应三叉神经分支上出现疱疹。他认为在出现疱疹前病毒可能已进入中枢神经，引起过敏反应，在他观察的患者中对单纯疱疹的抗体滴度都较高，但无对照组对照，以后多年也未能进一步证实。Bariager（1973）在尸解患者的半月神经节中，发现有单纯疱疹病毒。但 Rothman（1973）在 526 例患者的流行病调整中未发现口唇单纯疱疹感染和三叉神经

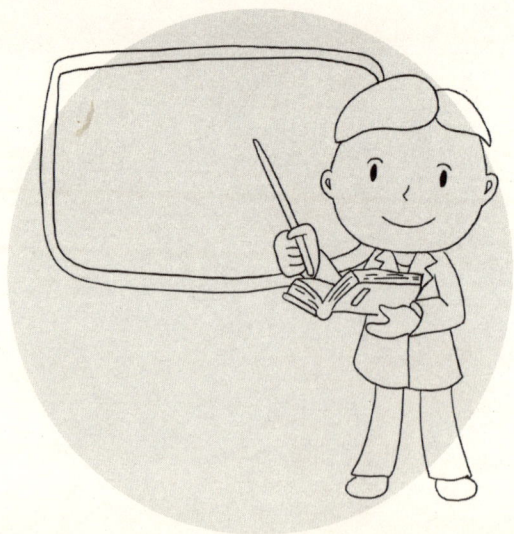

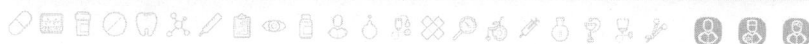

痛之间存在联系，所以他认为单纯疱疹不是本病的病因。刘国伟等报道，带状疱疹后三叉神经痛临床病理分析结论为，本病病因是带状疱疹病毒侵入三叉神经感觉根引起脱髓鞘所致。

5. 家族遗传学说

有报道，一个家庭兄弟姊妹 7 人，其中 6 人患有三叉神经痛，其中 2 人患双侧性疼痛。另有一个家庭中，母亲及 6 个孩子中的 3 个孩子患有三叉神经痛，其中 2 人为双侧性疼痛。从而认为三叉神经痛可能与家族遗传有关。但多数学者认为本病与遗传因素关系不大，与人类种族无关。

6. 综合病因学说

上述各种学说均不能满意解释三叉神经痛的病因。以致 Dott（1951）认为三叉神经痛的起因在脑干内，动作或触动扳机点可引起短的（Short Circuit）冲动在脑干内迅速叠加，从而引起剧烈疼痛发作。他设想在老年人，病变为血管性的，在青年人常为神经退化或病毒感染性引起疼痛。

Kerr（1967）也认为中枢性及周围性两种因素同时存在，即病变部位于周围，而发病机制在中枢部。Fromn（1981）认为三叉神经痛多发生在中枢神经系统易感的个体，当外周原因的疾病或刺激增加神经的兴奋，触发三叉神经发作性放射时就产生三叉神经痛。

实际上在三叉神经痛时，外周神经和中枢神经都参与疼痛的产生与传递，三叉神经的任何部分长期受某种慢性病灶刺激后，可使其发出过度兴奋的病理性冲动，并不断地向上传至各级中枢，使这些中枢（三叉神经脊束核，丘脑和大脑皮质感觉区等）均处于过度兴奋状态。一旦不断传入低于痛阈的刺激和不断地累积，即可引起三叉神经中枢的兴奋性增强，而致疼痛发作。当某些非特异性刺激发出兴奋时，也可被这些过度兴奋性所吸引，而诱发出疼痛。也有人认为极度的兴奋后迅速自行转为暂时性抑制状态，而使疼痛暂时中断，这种现象与癫痫发作相类似。

切忌乱投医

三叉神经痛治疗方法，是三叉神经痛患者最希望知道的。三叉神经痛治疗过程中，医生会按照你的病情加以治疗，从而能让你的病情好转或治愈。但三叉神经痛是一种治疗过程复杂、情况多样的病症，很多三叉神经痛的患者，在长期的治疗之后，都不能得到彻底的根治。这时候，就会有很多骗子打着治疗三叉神经痛的幌子，招摇撞骗。

常见的三叉神经痛治疗，有无创和有创两种。无创主要是用药物治疗的方式进行三叉神经痛治疗，配合针灸、理疗、按摩等治疗。口服药物最常见的就是卡马西平。配合维生素的服用，效果会比较明显。

而常用的手术治疗包括了封闭术、三叉神经根切断术、经皮穿刺射频毁损术、微血管减压术等。根据三叉神经痛的严重情况等，医生在进行诊断之后，会给出相应的三叉神经痛治疗方案。

很多三叉神经痛的患者在长期的治疗过程中会丧失信心。为什么治疗了很长时间，三叉神经痛还会时不时地发作？三叉神经痛是否根本就治不好？又或者说，三叉神经痛的治疗，需要什么偏方？

上网搜索一下三叉神经痛治疗，会出现很多帖子，兜售自己的祖传药物，宣称三叉神经痛的患者，用了这些药物，能够有明显的

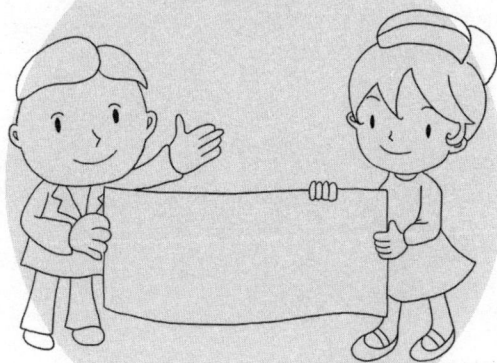

疗效。治病要看人，要经过现场的诊断才可以确认病情。同样的病症，在不同的人身上，还有不同的治疗方法，别说你这一包药，就能治疗全部的三叉神经痛，这不是很可笑的吗？

所以请大家当心这些所谓的三叉神经痛治疗药物，想一想，这些所谓的医生、祖传，如果真的那么有效的话，还用在这里发广告吗？早就被上门求药的人挤破门槛了。

病急乱投医，这是在久病缠身的人身上常见的。但是，我们要保持清醒的头脑，这个同样很关键。

第 2 章

发病信号

疾病总会露马脚，练就慧眼早明了

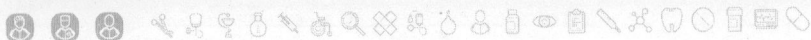

三叉神经痛为"天下第一痛"

首先来了解一下有关三叉神经的知识，三叉神经是一对感觉神经，分布在人体的头部两侧，三叉神经可以分为三支，第一支就是眼支，支配眼球以及眼球以上的一些部位，第二支叫上颌支，支配从眼裂到口裂之间的这段皮肤，包括鼻翼部等部位，第三支叫下颌支，支配下面部等部位。三叉神经痛可以发生在所有这些区域里。

三叉神经痛大体上可以分为两大类，一类叫做继发性三叉神经痛，也就是说通过现在的检查手段能够找到明确的病因。通常我们所说的三叉神经痛主要指的是另一类，我们称之为原发性三叉神经痛，也就是说到目前为止没有找到明确的病因。实际上关于三叉神

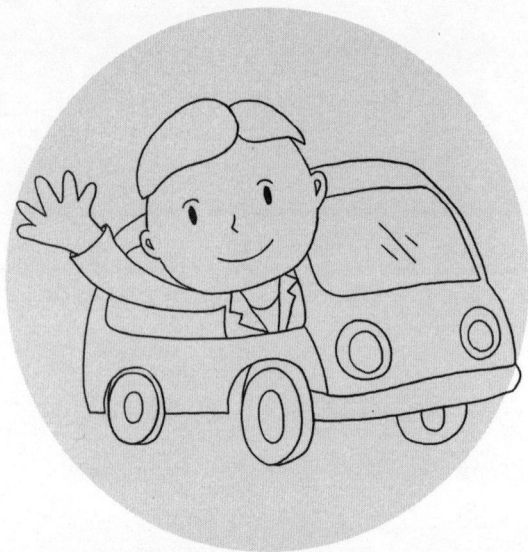

经痛的病因，到目前为止并不是特别清楚。三叉神经的功能主要是一种支配所在区域的感觉功能，比如面部感觉、舌头感觉等。

许多患者把三叉神经痛的症状形容"为天下第一痛"，疼起来非常痛苦，患者通常形容这种疼痛似针刺感、电激感、撕裂感等。另外许多患者疼痛的时候还会有流口水、面部抽动等症状，非常痛苦。

三叉神经痛最常见的发病部位是在第二支和第三支，很多患者表现为牙疼或者是鼻翼和口角旁疼痛。

很多患者在疼痛发作的时候不能刷牙、不能洗脸、不能交谈，正常的工作和生活都无法进行。另外患者疼痛时间过长还会产生精神方面的症状，比如抑郁、躁狂等。国外统计表明50%以上的患者在疼痛发作的时候都有自杀倾向。

三叉神经痛的发病特点

三叉神经痛的发病特点为：

（1）反复发作。

（2）发病持续时间短，疼痛剧烈。

（3）各项检查均正常。

造成面部疼痛的疾病很多，如：偏头痛、牙齿痛、下颌肿物、感染性囊肿、副鼻窦炎、半月神经节肿瘤、脑干或脊髓空洞症、舌咽神经痛等。对这些疾病的诊断要详细询问患者病史，更要看上述疾病是否超过了三叉神经分布区或是否超过中线和"板机区"，还要再看病痛发作时间的长短，长于三叉神经疼痛发作时间者，不可能是三叉神经疾病。

三叉神经痛和原发性非典型面神经痛是有很大区别的，原发性非典型面神经痛开始发作时间慢，持续时间较长，有的患者钝痛范围大远远超过了三叉神经的区域，患者感到深部的疼痛。患者面部并非一侧疼痛，而是双侧疼痛，这种疾病多为夜间发作，该病应与三叉神经痛严格区别开来。

三叉神经痛疾病的疼痛特征

三叉神经痛疾病常常影响到我们的日常生活，发病前毫无预兆，疼痛起来要人命。那么三叉神经痛的疼痛有哪些特征呢？

（1）诱因

本病发作可因说话、洗脸、进食、刷牙、震动、冷刺激、情绪变化等因素诱发。

（2）疼痛发作前

无先兆症状，突然起病，迅速停止。间歇期完全正常，多数患者发作日趋频繁，也可有数周到数年的缓解期，但很少有自愈者。

（3）疼痛的性质

呈闪电式、浅表而尖锐的剧痛，常被描述为刀剜样、电灼样、火烧样或撕裂样痛。

（4）疼痛的程度

极为剧烈，疼痛发作时表情异常痛苦，表现为：用手猛搓面部，以至于皮肤肿胀、破损，眉毛胡子搓光，有的频频呼喊，也有的用头部猛烈撞墙或在地上打滚；还有的患者表现为目瞪口呆，似乎遇到某种意外打击而震惊，保持原来姿势，不敢动弹。

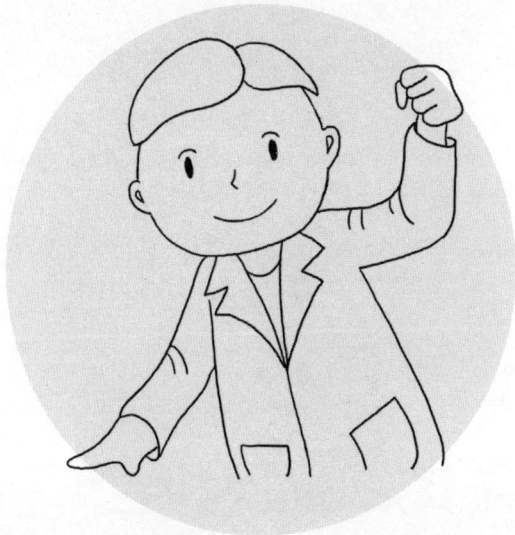

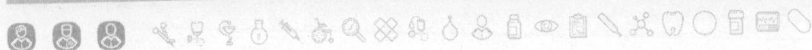

（5）伴随症状

可有面部潮红、流泪、流涎、流涕等。

（6）疼痛持续时间

数秒钟到 2 分钟。

（7）触发点

约有 1/3 以上的患者，面部三叉神经分布区某一区域特别敏感，稍加触碰就可引起疼痛发作，此区域称为"触发点"或"扳机点"，触发点常位于疼痛受累神经支所支配的范围内，如唇、鼻旁、齿龈及舌部等。

（8）疼痛的部位

严格地限于三叉神经的一支或几支分布区的额或面部，右侧为

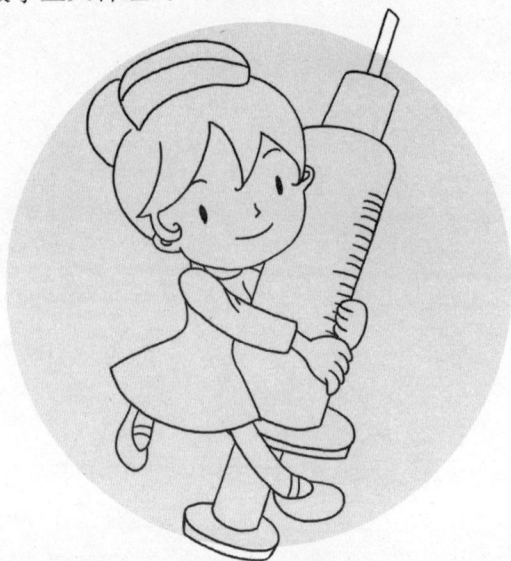

多，占 60% 左右，绝对不会串到对侧，但 5% 以下的为双侧性。疼痛多以第二支为中心，单独第二支患病及累及第二支者约占 25%，其中第二、三支同时发病者最多，约占 32% ～ 42%，其次为第二或第三支，第一支患病不超过 5%。

三叉神经痛的并发疾病有哪些

三叉神经痛虽然危害很大，但本身并不致命。三叉神经痛会因频繁发作而使患者丧失劳动能力，甚至因怕发作而不参加各项活动。严重影响正常的工作和生活。

有相当一部分三叉神经痛患者常揉擦同侧面部以求减轻疼痛，久而久之面部皮肤变得粗糙、增厚和眉毛脱落。有少数患者出现跳动、抽搐，也有伴有面部潮红、流泪、流涕、出汗、高血压等症。

三叉神经痛可并发半侧面部痉挛。对不典型疼痛者，外科治疗无效，有时导致抑郁症。三叉神经支配区也可发生不典型的面部疼痛，但疼痛的性质与三叉神经痛不同，每次发作的持续时间总是长于数秒，通常为数分钟，或呈持续性疼痛。疼痛本身为钝性、压榨性或烧灼样。

可能引发三叉神经痛的常见诱因

三叉神经痛是在头面部三叉神经分布区域反复发生，骤发骤停，且是短暂的，或闪电样、或刀割样、或烧灼样的顽固性疼痛，往往产生难以忍受的剧烈疼痛，有人甚至因此产生轻生念头，严重影响了患者生活质量。那么，引起三叉神经痛的原因有哪些呢？

（1）精神刺激

精神刺激是诱发三叉神经疼痛的重要因素。有少数患者因为情绪和心情上放不开，整天眉头紧锁，为可能要到来的头痛提心吊胆，结果是造成肝郁气滞，郁久化火，上扰脑窍，而导致疼痛发作。在同样疼痛刺激作用下，情绪镇静者比情绪紧张者对疼痛的感觉要小，疼痛反应轻。

（2）营养缺乏

很多患者患三叉神经痛是由于吃素或不吃主食，盲目节食，身体缺乏必要的营养成分而引发疼痛。过量吃素或不吃主食，很可能还会加重三叉神经痛。神经是消耗糖的组织，若缺乏维生素 B_1 会引起乳酸堆积，侵入脑部，毒化中枢神经系统，使脑组织消耗氧的能力减弱，以至引起暂时性的痉挛。

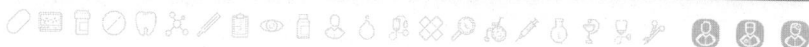

（3）气候变化

约有一半的三叉神经痛患者，在面部都有一个或多个特别敏感的"扳机点"，稍不注意就会触动引发疼痛，并放射到全身。人们"扳机点"的位置、大小各不相同，甚至小到一个点或一根胡须，大多分在嘴唇、鼻翼、脸颊、口角、舌头和眼睛等处。气候变化也是三叉神经痛的易发因素，或被风吹着，或是乍热乍寒，都可使疼痛加剧。

告诉你三叉神经痛有哪些症状

三叉神经痛是一种让人疼痛难忍的剧痛，该病的危害很大，三

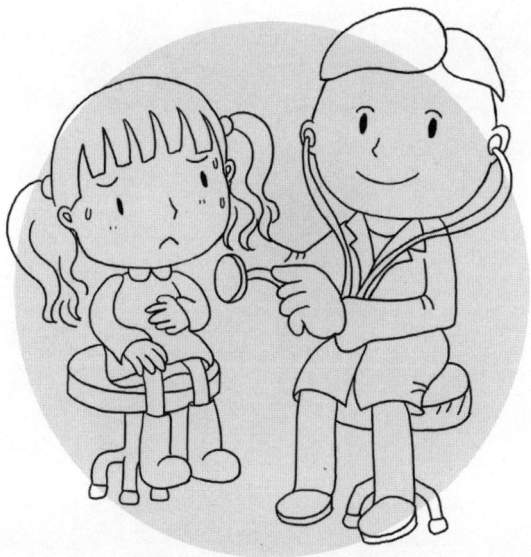

叉神经痛发作历时数秒或数分钟，疼痛呈周期性发作，发作间歇期同正常人一样，是神经性疼痛疾患中最常见疾病。

在临床上通常将三叉神经痛分为原发性和继发性两种。原发性三叉神经痛目前尚未能发现病因。继发性三叉神经痛，常继发于局部感染、外伤、三叉神经所通过的骨孔狭窄、肿瘤、血管畸形、血液循环障碍等。继发性三叉神经痛的患者查体及其他辅助检查中常有异常。

（1）疼痛性质

疼痛发作常无先兆，表现为突然发作的受累神经分布区域内的撕裂样、触电样、烧灼样、刀割样或炸裂样疼痛，患者难以忍受，

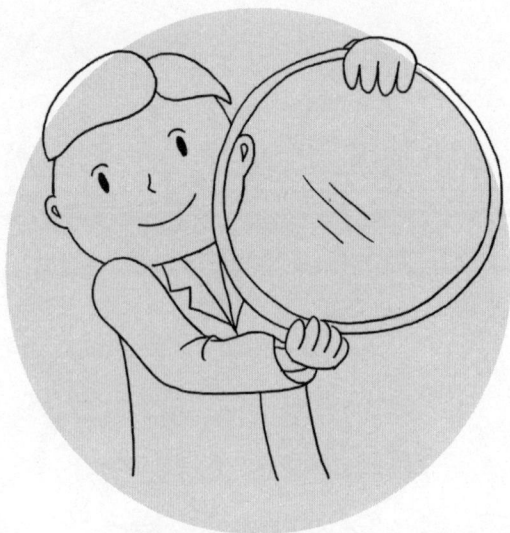

痛不欲生。

（2）疼痛部位

疼痛常先起始于三叉神经的一个分支，以后逐渐扩展。

（3）疼痛的触发点和诱发因素

在三叉神经分布的范围内，有一个或多个皮肤特殊敏感区，每遇轻微触动即可引起疼痛发作，称为"扳机点"，其范围比较局限，集中在鼻翼部、上下唇、上下齿龈、颊部、眉毛等处。日常生活中的普通刺激如谈话、进食、咳嗽、洗脸、剃须、刷牙、打哈欠或吹凉风等都可触发 "扳机点"引起疼痛发作。因此，得此病后患者对自己的行动极为小心，不敢说话、洗脸、漱口，进食也很少，以致蓬头污面，甚至引起营养不良、消瘦。

（4）疼痛伴发症状及体征

三叉神经痛发作时可伴有血管 – 自主神经症状，如患侧脸红、出汗、瞳孔散大、流泪、鼻黏膜充血、流鼻涕、唾液分布增多、皮肤温度增高、肿胀等。

（5）疼痛发作的时限与周期

发作频繁者常感觉疼痛持续几小时或整天。而这种频繁的发作经数周或数月后可突然自行缓解，缓解期无任何疼痛，经一段时间后又可再发。

夏天也是三叉神经痛的高发期

三叉神经痛由于疼痛剧烈，素有"天下第一痛"之称，患过三叉神经痛的人都能深刻的体会到这句话的含义。三叉神经痛是一种在面部三叉神经分布区内反复发作的阵发性剧烈神经性痛。寒冷容易诱发三叉神经痛，而在炎热的夏季，如果长时间呆在低温环境里或直接对着空调吹，导致三叉神经痛发作的可能性非常大，应谨防三叉神经痛复发。

三叉神经痛的疼痛部位极具特点

三叉神经痛患者疼痛发作的部位，局限于三叉神经分布区域内，不超越三叉神经的分布范围。疼痛多为一侧性，最多见为一侧的第二、三支分布区域痛，其次为第二或第三支分布区域单独疼痛，以第二支最常见，第三支次之，单独第一支分布区域痛者很少见，约占 2% ~ 5%。有人认为，其原因在胚胎发育时第一支与第二、三支分别有两个神经节发育而来。

疼痛可局限于一支的分布区域内，或仅限于一支的部分分布区域内。也可同时侵犯二支，但三支同时受侵犯者不多。少数可为双

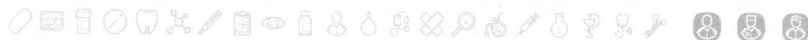

侧（约占 3%）。但也不是同时发病，往往一侧首先发病，经过一段时期后，另一侧才出现症状，即使双侧同时发病也各有其发作周期，或一侧疼痛较为严重，一侧较轻，而且并非同时发作。疼痛多沿神经分支的走行分布，如第一支的疼痛的部位往往在眼的表浅或深处、上睑及前额。第二支疼痛部位在颊部、上唇和齿龈，而硬腭疼痛者很少见。第三支的疼痛部位在下唇、齿龈，涉及舌部者较少。第二和第三支的疼痛可沿其分支向颞部放射，比较有规律性。疼痛也可较长时间局限于一支分布区域。疼痛的扩散不呈跳跃式，如第三支痛不会越过第二支而到第一支痛。疼痛亦不越过中线，即使双侧患者，一侧发作时也不越过对侧。

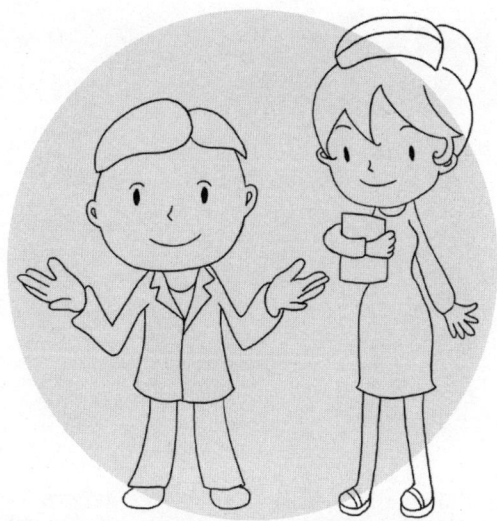

第 3 章

诊断须知

确诊病症下对药，必要检查不可少

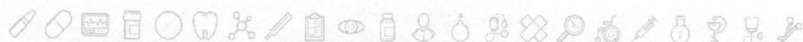

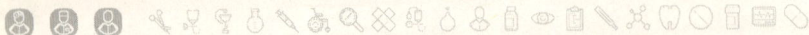

三叉神经痛的临床检查

（1）血常规、血电解质：一般无特异性改变，发病时血象可稍偏高。

（2）血糖、免疫项目、脑脊液检查：如异常则有鉴别诊断意义。

（3）其他辅助检查：血管造影、CT 及 MRI 等检查，部分患者可发现颅底畸形血管。

以下检查项目如异常，则有鉴别诊断意义。

（1）脑电图、眼底检查。

（2）颅底摄片。

（3）胸透、心电图。

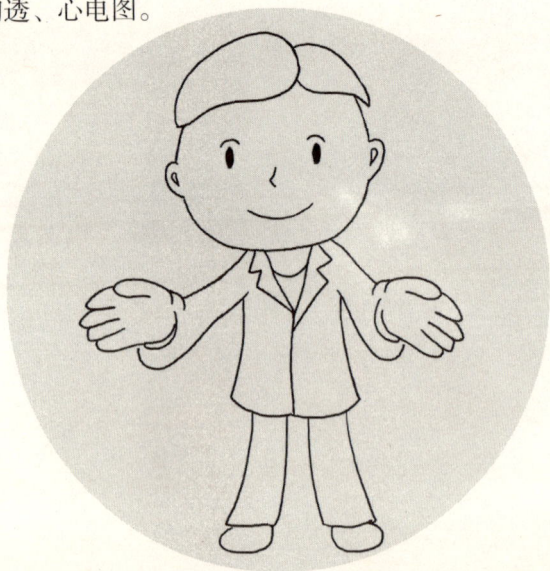

🩺 三叉神经痛的诊断要点

根据三叉神经支配区内的发作性疼痛及其临床特点，原发性及继发性三叉神经痛的诊断不难确定。

（1）三叉神经支配区内发作性剧痛：刀割样、烧灼样。

（2）临床特点：骤发、扳机点、阵发、反复；痛性抽搐。

（3）确定原发性及继发性：原发性三叉神经痛，客观检查多无三叉神经功能缺损表现及其他局限性神经体征。

🩺 如何区别两种三叉神经痛

三叉神经痛在临床上根据发病的病因不同，可以分为原发性和继发性三叉神经痛两种。为了达到治疗的效果，在进行治疗之前，我们先看看如何诊断三叉神经痛。

（1）继发性三叉神经痛的诊断

继发性三叉神经痛又称症状性三叉神经痛。是由于颅内、外各种器质性疾病引起的三叉神经痛。出现类似于原发性三叉神经痛在颜面部疼痛发作的表现，但其疼痛程度较轻，疼痛发作的持续时间较长，或者呈持续性痛，阵发性加重。多见于40岁以下中、青年人，通常没有扳机点，诱发因素不明显，少数可发现三叉神经损害区域和原发性疾病表现的特点。脑脊液、X线颅底摄片、CT或MRI检查、鼻咽部活组织检查等有助诊断。有时继发性三叉神经痛的发作情况与原发性三叉神经痛极为相似，若不注意继发病变早期的细微表现，很容易被误诊。

（2）原发性三叉神经痛的诊断

原发性三叉神经痛患者的诊断可通过详细询问患者的病史、疼痛部位、疼痛性质等临床表现，另外，通过检查发现多数患者因长期吃饭受影响而全身情况较瘦弱。疼痛发作时表情痛苦，不愿讲话，即使在间歇期患者也不愿讲话或很少讲话。但患者神经系统检查正常，三叉神经各种感觉、运动及角膜反射，下颌反射均无明显的异常改变。有的患者因既往治疗造成颜面部局部疼痛感觉有所减退，此点应与继发性三叉神经痛引起的面部感觉减退相鉴别。颅底X线片可见圆孔、卵圆孔均无病理性改变。

三叉神经痛诊断应具备的特征

依据疼痛的部位和性质，无其他神经系统症状和体征，三叉神经痛的诊断一般不难。一般认为，三叉神经痛的诊断应具备下述特征：

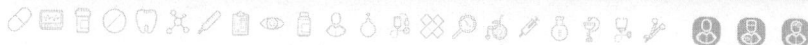

（1）性别与年龄

年龄多在40岁以上，以中、老年人为多。女性多于男性，约为3：2。

（2）疼痛部位

右侧多于左侧，疼痛由面部、口腔或下颌的某一点开始扩散到三叉神经某一支或多支，以第二支、第三支发病最为常见，第一支者少见。其疼痛范围绝对不超越面部中线，亦不超过三叉神经分布区域。偶尔有双侧三叉神经痛者，占3%。

（3）疼痛性质

如刀割、针刺、撕裂、烧灼或电击样剧烈难忍的疼痛，甚至痛不欲生。

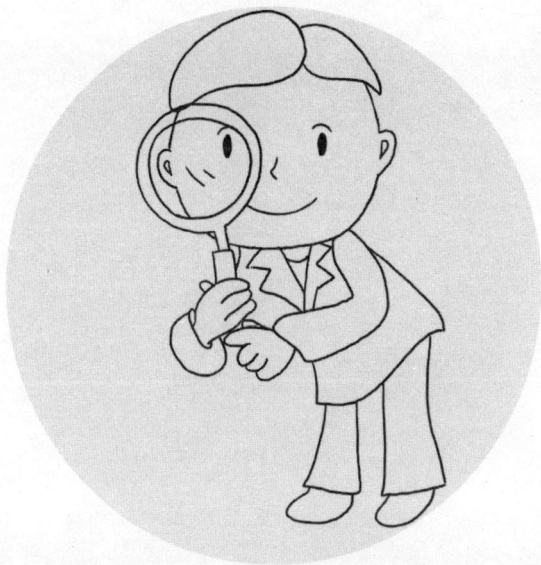

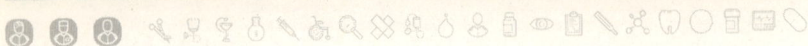

（4）疼痛的规律

三叉神经痛的发作常无预兆，而疼痛发作一般有规律。每次疼痛发作时间由仅持续数秒到 1 ~ 2 分钟骤然停止。初期起病时发作次数较少，间歇期亦长，数分钟、数小时不等，随病情发展，发作逐渐频繁，间歇期逐渐缩短，疼痛亦逐渐加重而剧烈。夜晚疼痛发作减少。间歇期无任何不适。

（5）诱发因素

说话、吃饭、洗脸、剃须、刷牙以及风吹等均可诱发疼痛发作，以致患者惶惶不可终日，精神萎靡不振，行动谨小慎微，甚至不敢洗脸、刷牙、进食，说话也小心，惟恐引起发作。

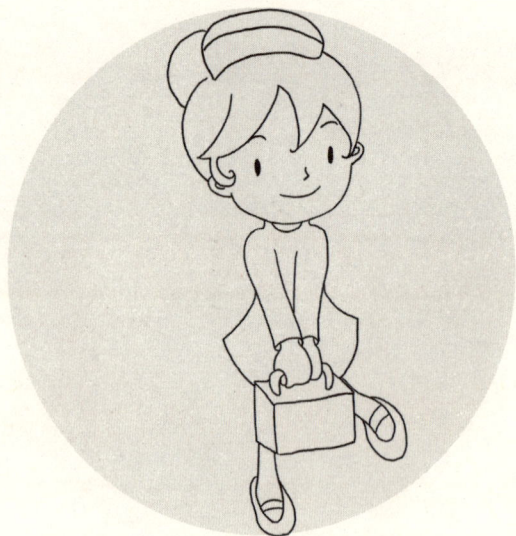

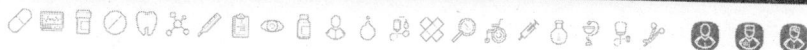

（6）扳机点

扳机点亦称"触发点"，常位于上唇、鼻翼、齿龈、口角、舌、眉等处。轻触或刺激扳机点可激发疼痛发作。

（7）表情和颜面部变化

发作时常突然停止说话、进食等活动，疼痛侧面部可呈现痉挛，即"痛性痉挛"，皱眉咬牙、张口掩目，或用手掌用力揉搓颜面以致局部皮肤粗糙、增厚、眉毛脱落、结膜充血、流泪及流涎。表情呈精神紧张、焦虑状态。

（8）神经系统检查

无异常体征，少数有面部感觉减退。此类患者应进一步询问病史尤其询问既往是否有高血压病史，进行全面神经系统检查，必要时进行包括腰穿、颅底和内听道摄片、颅脑 CT、MRI 等检查，以助与继发性三叉神经痛鉴别。

三叉神经痛的感觉检查法

三叉神经痛的确诊需要通过一系列的检查，感觉检查是比较重要的一项。颜面部的皮肤感觉，主要由三叉神经感觉支分布，三叉神经感觉根粗大，胞体集中在三叉神经半月节内，从半月神经节发出三个大而粗的干：眼支、上颌支和下颌支。

三叉神经痛的感觉检查法，与身体其他部位的感觉检查一样，检查的内容主要是痛觉、触觉和温度觉。口唇、鼻孔、口腔和舌部的一般感觉也需检查。角膜上的感觉可做棉絮测验，方法：

可用针、棉絮及放入试管中的热水（40～45℃）或冷水（5~10℃），按三叉神经感觉根在面部的三个分支区域，做左右两侧感觉检查的比较，并注意痛觉和触觉是否都有障碍及其分布范围，以此鉴别感觉障碍是属于三叉神经周围性（周围神经或神经根性）或中枢性（三叉神经感觉核性）损害。

结果判断：

如果是周围性损害，痛觉、温度觉和触觉应同时发生障碍，且可发生于三叉神经的三个分支中的任何一个分支。

如果是中枢性损害，往往只有痛觉、温度觉障碍，而触觉存在，其分布仅限于眼支，或眼支合并上颌支，或者三支同时受累。

在三叉神经损害时，除有感觉障碍外，还有压痛点。压痛点多位于神经分支穿出颅骨骨孔处，如第一支的眶上孔或眶上切迹，第二支的眶下孔，第三支的颏孔。

注意：

检查时需注意面部皮肤有无特殊敏感部位，在轻触摸患者三叉

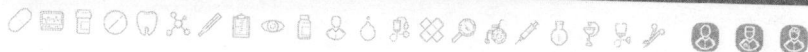

神经分布区的某个部位（如上唇、门齿、口角、鼻翼、眉毛等）而诱发三叉神经疼痛发作的部位，称为"扳机点"。

三叉神经痛容易与哪些疾病混淆

除继发性三叉神经痛外，应注意与以下几种疾病相鉴别。

（1）牙痛

三叉神经痛患者常常到口腔科就诊，被误诊为牙痛，许多患者将牙齿拔掉，甚至患侧的牙齿全部拔除，但疼痛仍不能缓解。一般牙痛特点为持续性钝痛或跳痛，局限在齿龈部，不放射到其他部位，

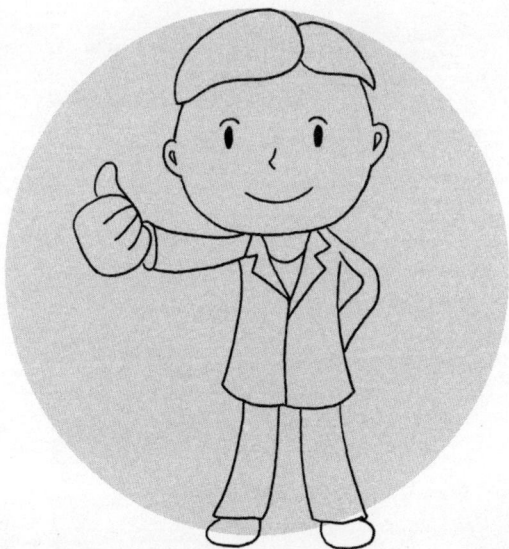

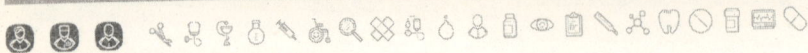

无颜面部皮肤过敏区，不因外来的因素加剧，但患者不敢用牙齿咀嚼，应用 X 线检查或 CT 检查可明确牙痛。

（2）三叉神经炎

可因急性上颌窦炎、流感、额窦炎、下颌骨骨髓炎、糖尿病、梅毒、伤寒、酒精中毒、铅中毒及食物中毒等疾病引起。三叉神经炎多有炎性感染的病史，病史短，疼痛为持续性，压迫感染的分支局部时可使疼痛加剧，检查时有患侧三叉神经分区感觉减退或过敏。可伴有运动障碍。

（3）中间神经痛

中间神经痛患者的表现特点。

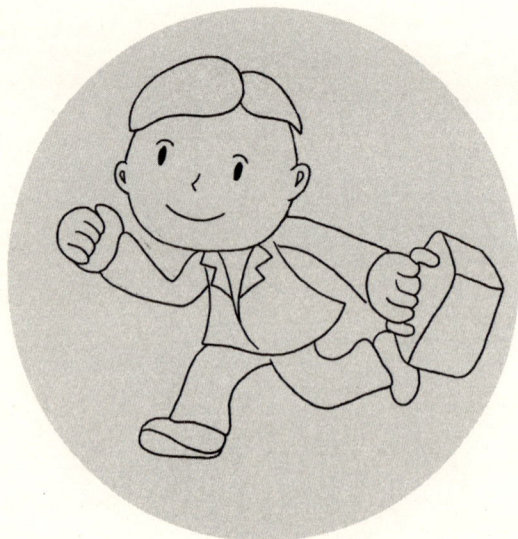

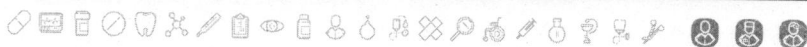

①疼痛性质：为发作性烧灼痛，持续时间长，一般数小时，短者也数分钟。

②疼痛部位：主要位于一侧外耳道、耳廓及乳突等部位，严重者可向同侧面部、舌外侧、咽部以及枕部放射。

③伴随症状：局部常伴有带状疱疹，还可有周围性面瘫，味觉和听觉改变。

（4）蝶腭神经痛

本症病因不明，多数人认为由鼻旁窦炎侵及蝶腭神经节引起。

①疼痛部位：蝶腭神经节分支分布区域的鼻腔、蝶窦、筛窦、硬腭、齿龈及眼眶等颜面深部位，疼痛范围较广泛。

②疼痛性质：疼痛为烧灼或钻样比较剧烈的疼痛，呈持续性或阵发性的加重或周期性反复性发作，发作时一般持续数分钟到几小时。伴有患侧鼻黏膜肿胀，出现鼻塞、鼻腔分泌物增加，多呈浆液性或黏液性。可伴有耳鸣、耳聋、流眼泪、畏光及下颌皮肤灼热感和刺痛。疼痛可由牙部、鼻根、眼眶、眼球发生，尔后扩展至齿龈、额、耳及乳突部，均为一侧性。严重者向同侧颈部、肩部及手部等处放射，眼眶部可有压痛。

③发病年龄：常在 40 ~ 60 岁之间，女性较多。

④本病可以用 1% 普鲁卡因做蝶腭神经封闭或用 2% ~ 4% 丁卡

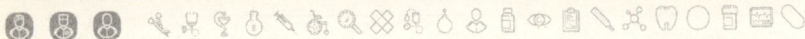

因经鼻腔对蝶腭神经节作表面麻醉，可使疼痛缓解，即可确诊。

（5）偏头痛

偏头痛也称丛集性头痛，它是一种以头部血管舒缩功能障碍为主要特征的临床综合征。病因较为复杂，至今尚未完全阐明。但与遗传、内分泌、变态反应及精神因素等有关。临床表现特点：

①青春期女性多见，多有家族史。

②诱发原因：多在疲劳、月经、情绪激动不安时诱发，每次发作前有先兆，如视物模糊、闪光、暗点、眼胀、幻视及偏盲等。先兆症状可持续数分钟至半小时之久。

③疼痛性质：为剧烈性头痛，呈搏动性痛、刺痛及撕裂痛或胀痛。反复发作，每天或数周、数月甚至数年发作一次。伴随有恶心、呕吐、流眼泪、面色苍白或潮红。发作过后疲乏、嗜睡。

④查体时颞浅动脉搏动明显增强，压迫时可使疼痛减轻。在先兆发作时应用抗组胺药可缓解症状。

⑤偏头痛还有普通型、特殊型（眼肌麻痹、腹型、基底动脉型）偏头痛，均需要进行鉴别。

（6）舌咽神经痛

本病分为原发性和继发性两大类。它是一种以舌咽神经分布区域内阵发性剧痛。发病年龄多在 40 岁以上，疼痛性质与三叉神经痛

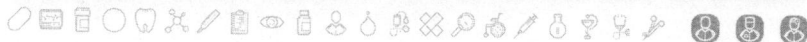

相似。临床表现有以下特点。

①病因：可能与小脑后下动脉、椎动脉压迫神经进入区有关，除此之外，可见于小脑脑桥角处肿瘤、炎症、囊肿、鼻咽部肿瘤或茎突过长症等原因引起。

②疼痛部位：多在患侧舌根、咽喉、扁桃体、耳深部及下颌后部，有时以耳深部疼痛为主要表现。

③疼痛性质：为突然发作，骤然停止，每次发作持续为数秒或数十秒，很少超过 2 分钟。亦似针刺样、刀割样、烧灼样、撕裂样及电击样的剧烈性疼痛。若为继发性的疼痛时间长或呈持续性、诱因和扳机点可不明显，且夜间较重。

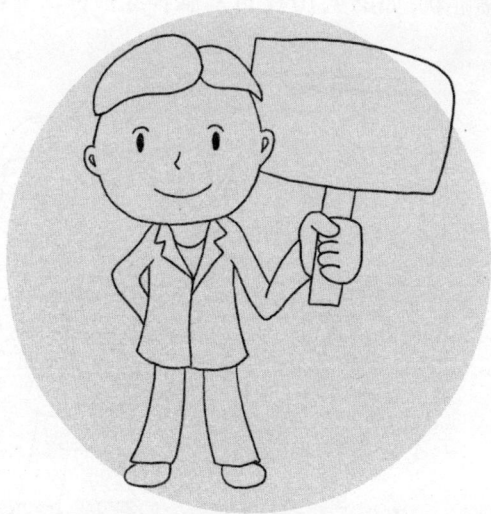

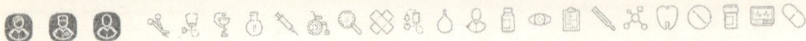

④吞咽、咀嚼、说话、咳嗽、打哈欠时常可诱发疼痛。

⑤50%以上有扳机点，部位多在咽后壁，扁桃体舌根等处，少数在外耳道。若为继发性的，扳机点可不明显，同时舌咽神经损害症状，如软腭麻痹、软腭及咽部感觉减退或消失等。

⑥其他症状：吞咽时常常引起疼痛发作，虽然发作间歇期无疼痛，但因惧怕诱发疼痛而不敢进食或小心进些流食，患者因进食进水少，而变得消瘦，甚至脱水，咽部不适感，心律失常及低血压性昏厥等。

⑦神经系统查体：无阳性体征。若为继发性，可有咽、腭、舌后1/3感觉减退、味觉减退或消失、腮腺分泌机能紊乱。也可有邻近脑神经受损症状，如第9、10及11对脑神经损害以及Horner征表现。

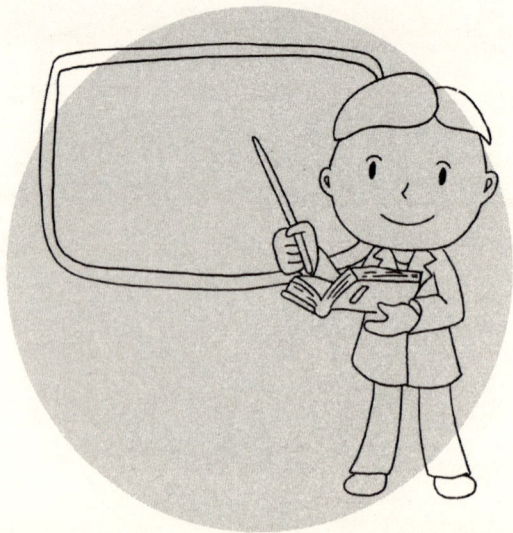

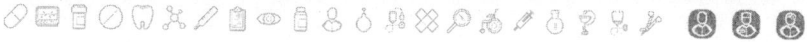

（7）副鼻窦炎或肿瘤

上颌窦、额窦、筛窦病变患者均可引起头面部痛。鉴别时应特别注意：鼻腔检查，两侧是否一样通畅，细查各鼻窦的压痛点；鼻腔有无黏液或脓液史；疼痛的发作性不明显，此点在上额窦癌更为显著；患侧面部有时肿胀；上颌窦及额窦的透光检查；X线检查可帮助明确诊断。

（8）半月神经节附近的肿瘤

半月神经节和小脑脑桥角处的肿瘤并不少见，如：听神经纤维瘤、胆脂瘤、血管瘤、脑膜瘤或皮样囊肿等，这些肿瘤引起的疼痛一般并不十分严重，不像三叉神经痛那样剧痛发作。另外，还可同时有外展神经麻痹、面神经麻痹、耳鸣、眩晕、听觉丧失、三叉神经支感觉丧失，以及其他颅内肿瘤的症状，如头痛、呕吐和视神经乳头水肿等。颅底X线检查，岩骨尖区有时有骨质破坏或内耳道区有骨质破坏。CT、X线造影检查可帮助诊断。

（9）膝状神经节痛

膝状神经节在发出鼓索神经之前，发出岩大浅神经，控制泪腺的分泌。中间神经主要控制舌前2/3的味觉和耳鼓膜及外耳道后壁的感觉，也有些纤维控制颌下腺、舌下腺及口、鼻腔黏液腺的分泌。膝状神经节神经痛为阵发性，但发作时痛在耳内深处，向其附近的眼、颊、鼻、唇等处放射，并多在外耳道后壁有个"扳机点"。这些患者多合并面神经麻痹或面部抽搐，并有时在软腭上、扁桃体窝内及外耳道处，发生疱疹并伴有味觉丧失。

（10）其他面部神经痛

如许多眼部疾病，青光眼、屈光不正及眼肌平衡失调等。颞颌关节疾病、颞下颌关节紊乱综合征及颞颌关节炎和茎突过长等。因其病因和表现不同可以与三叉神经痛鉴别。

第 4 章

治疗疾病

合理用药很重要，综合治疗效果好

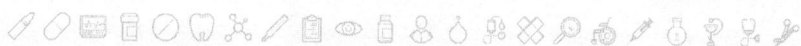

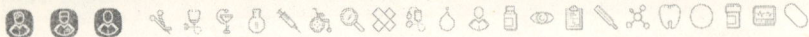

三叉神经痛的外科治疗

（1）周围支切除及抽除术

二者手术较简单，因神经再生而复发，故有效时间短，目前较少采用，仅限于第一支疼痛者使用。

（2）三叉神经感觉根切断术

经枕下入路三叉神经感觉根切断术，在1934年首先使用，三叉神经痛均适用此种入路，手术操作较复杂，危险性大，术后反应较多，但常可发现病因，可很好保护运动根及保留部分面部和角膜触觉，复发率低，至今仍广泛使用。

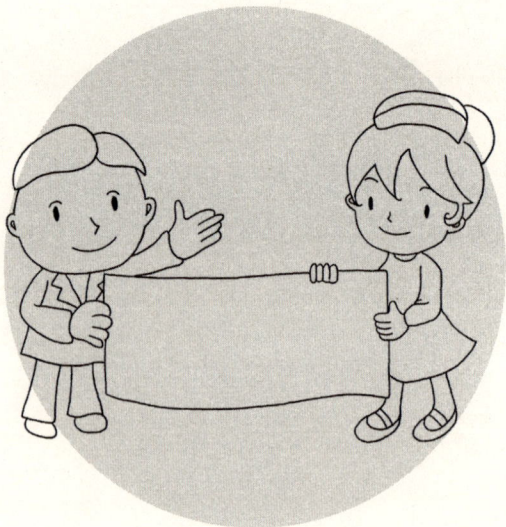

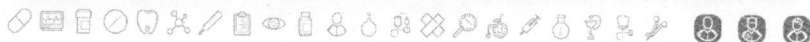

（3）三叉神经脊束切断术

此手术危险性太大，术后并发症严重，现很少采用。

（4）三叉神经微血管减压术

已知有85%～96%的三叉神经痛患者是由于三叉神经根存在血管压迫所致，如果用手术方法将压迫神经的血管从三叉神经根部移开，疼痛则会消失，这就是微血管减压术。近年来认为不仅仅是动脉，静脉也可引起搏动性和跨过性压迫和神经扭曲。

因为微血管减压术是针对三叉神经痛的主要病因进行治疗，去除血管对神经的压迫后，约90%的患者疼痛可以完全消失，面部感觉完全保留，而达到彻底根治的目的。微血管减压术可以保留三叉神经功能，运用显微外科技术进行手术，减小了手术创伤，很少遗留永久性神经功能障碍，术中手术探查可以发现引起三叉神经痛的少见病因，如影像学未发现的小肿瘤、蛛网膜增厚粘连等，因而成为原发性三叉神经痛的首选手术治疗方法。

三叉神经微血管减压术的手术适应证：

① 经正规药物治疗一段时间后，药物效果不明显或疗效明显减退的患者。

② 药物过敏或严重副作用不能耐受。

③ 疼痛严重，影响工作、生活和休息者。

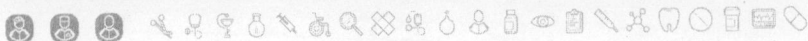

微血管减压术治疗三叉神经痛的临床有效率为 90% ~ 98%。影响其疗效的因素很多，其中压迫血管的类型、神经受压的程度及减压方式的不同对其临床治疗和预后的判断有着重要的意义。微血管减压术治疗三叉神经痛也存在 5% ~ 10% 的复发率，不同术者和手术方法的不同差异很大。研究表明，患者的性别、年龄、疼痛的支数、疼痛部位、病程、近期疗效及压迫血管的类型可能与复发存在一定的联系。导致三叉神经痛术后复发的主要原因有：①病程大于 8 年；②静脉为压迫因素；③术后无即刻症状消失者。三叉神经痛复发最多见于术后 2 年内，2 年后复发率明显降低，其原因尚待探讨。该手术有时找不到肯定的压迫血管，或血管与神经粘连难以分开，或必须牺牲供应桥脑的动脉分支，或神经系由多发性硬化斑或桥脑固有静脉压迫时，则应改行三叉神经感觉根部分切断术。

三叉神经痛的封闭疗法

封闭疗法是将无水酒精或其他化学药物直接注入到三叉神经的周围支、神经干或半月神经节内，使注射部位神经组织发生凝固性坏死，阻滞神经的传导功能，致使该神经分布区域内感觉丧失，从而消除疾病。

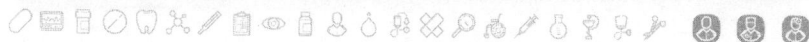

封闭疗法最常用的药物是无水酒精，其次是甘油、维生素 B_{12}、泼尼松龙等。

穿刺部位应选择相应的三叉神经痛的发作区域的固定穿刺点，如第一支的眶上孔、第二支的眶下孔、第三支的颏孔。

经药物、酒精封闭等综合治疗无效，病情严重而身体条件又允许者，可考虑手术治疗。

三叉神经痛的中医治疗方法

中医治疗三叉神经痛的针灸治疗以手法为主，治疗过程中不加

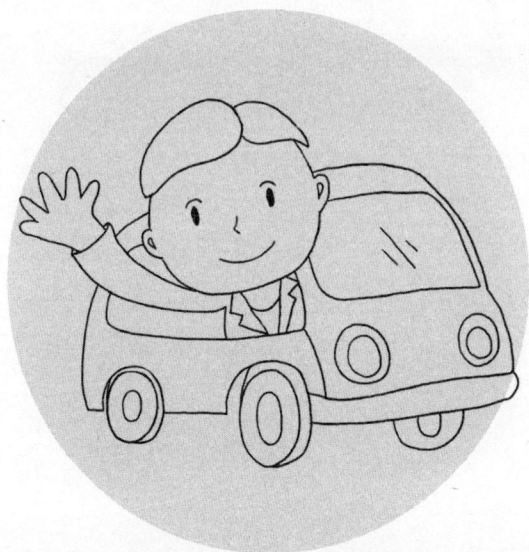

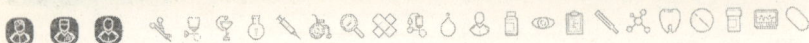

用药物或电针。

治则：祛风通络。

处方：合谷、太冲、牵正、颊车、地仓、风池、下关、迎香、承浆或颊承浆。每次选三或四穴。

加减法：眼睑不能下合、露睛流泪者，加攒竹、鱼腰、丝竹空。耳后痛者，加翳风。味觉减退者，加廉泉。手法：平补平泻。

操作：合谷、太冲、风池穴针用泻法，下关、牵正、迎香穴用平刺，采用平补平泻法，阳白向下平刺透鱼腰，地仓向颊车平刺，颊车向地仓斜刺，并采用抽针法，使面肌向后抽动，留针20分钟。余穴均用平补平泻法。

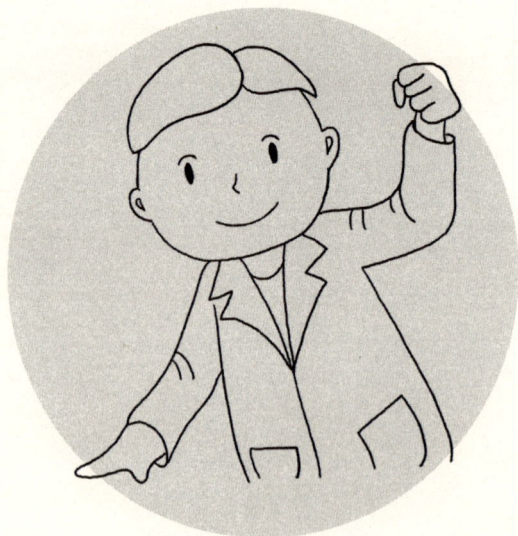

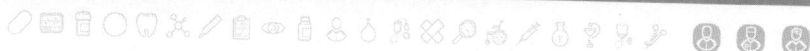

针刺疗法对治疗三叉神经痛有一定疗效，尤其适用于急性发作期，它的特点就是见效快。

针刺疗法有电针、耳针、水针、头针、足针及深刺疗法。从现代医学解剖观点来看，针刺的部位大多和三叉神经分支部位相符，针刺后可能由于神经系统的调和作用，以致三叉神经痛减轻甚至消失。

三叉神经痛吃哪些药有效

三叉神经痛吃什么药呢？治疗三叉神经痛的药物品种繁多，以下是相关介绍。

（1）氯苯氨丁酸

氯苯氨丁酸与卡马西平合用具有协同作用，比单独使用时效果好、副作用少。氯苯氨丁酸是受体激动剂，与其他抗痉挛药一样，抑制三叉神经核神经元的兴奋性，对三叉神经痛有效。开始剂量为每日 5 ~ 10mg，根据症状可增加到每日 20 ~ 30mg，通常的维持量为每日 15 ~ 30mg。开始使用时 50% ~ 70% 有效，但长期服用后效果逐渐减弱。

副作用有嗜睡、眩晕、倦怠、无力等，与卡马西平合用时更易出现。

此外，使用时间超过数月后，如突然停用，会引起幻觉、不安、痉挛、心动过速等，故应在 10 ～ 14 日以内逐渐减量直至停药。

（2）卡马西平

卡马西平为首选药物，从每日 100 ～ 200mg 开始，根据症状逐渐增加。如果每日 400mg 效果仍不好，可增至每日 600mg。初次治疗有效率达 80% 以上，用药开始后 24 ～ 48 小时起效，一般每日 2 ～ 4 次，也可根据病情适当调节给药方式。服用的时间非常重要，有必要根据患者的生活习惯进行调整。消除疼痛的剂量逐渐增加，用药数周后，要注意根据有无疼痛再次发作，逐渐减少药量，即服用最小有效剂量。本药的血中有效浓度为 5 ～ 12μg/ml，当达到 8 ～ 10μg/ml 时有 30% ～ 50% 的病例会出现某些副作用。另外，当代谢产物卡马西平 –10、11– 环氧化物的血中浓度超过 2.3μg/ml 时，嗜睡、眩晕等副作用出现的频率增高。适宜的血药浓度范围很窄，容易接近中毒剂量，有必要根据治疗药物监测来细致地调节给药量。副作用中，困倦、眩晕、运动失调样平衡功能障碍、皮疹、恶心、呕吐等一般症状出现的频率高。用药量减少这些症状减轻，但在老年人要注意容易出现中枢神经系统症状。严重的副用有与用药量相关的再生障碍性贫血、粒细胞减少症，出现频率低，但需注意肝功能障碍，定期行血液检查，出现异常立即停止用药，考虑更换其他药物。

另外，比较少见的有皮肤黏膜眼证候群综合征、中毒性皮肤坏死症综合征、低钠血症、充血性心力衰竭、抗利尿激素分泌异常综合征等。本药有轻度的抗胆碱作用，有排尿困难、眼压高的患者慎用。对本药或三环抗抑郁药既往有过敏史的患者、严重血液疾病的患者、二度以上房室传导阻滞的患者、严重心动过缓的患者禁用。卡马西平在肝脏代谢的同时，可以增强肝脏的酶诱导，对其他药物的作用产生影响，合用其他药物时要注意。

（3）氯硝安定

氯硝安定是苯二氮䓬类药物受体的激动剂，当卡马西平无效时使用。初始剂量为每日 0.5 ~ 1mg，维持量为每日 2 ~ 6mg。与卡

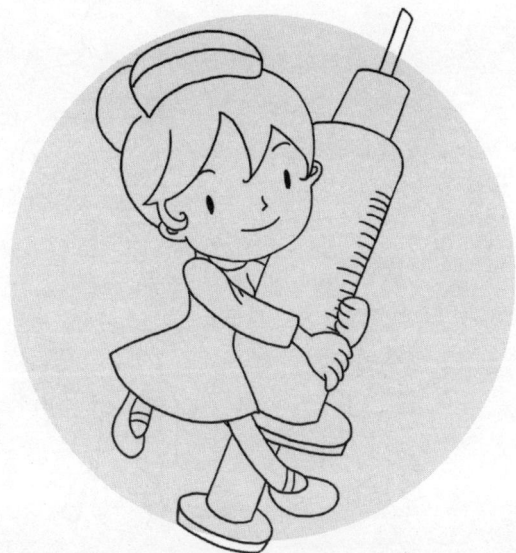

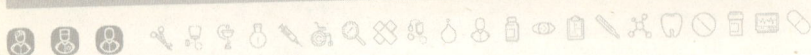

马西平相比，长期镇痛效果差，但对肝、肾的副作用少，只出现嗜睡、倦怠感。

（4）丙戊酸

丙戊酸可使钠通道的再除极延长，抑制神经元兴奋。副作用为恶心、呕吐等消化系统症状。

（5）苯妥英钠

苯妥英钠用于治疗三叉神经痛比卡马西平要早，但有效率较低，所以常用来替代卡马西平或与之合用。通常每日 200 ~ 300mg，分次服，根据症状有时可增至每日 400mg。与卡马西平一样，血中药物有效浓度的范围很窄，有必要监测适宜的血中浓度。

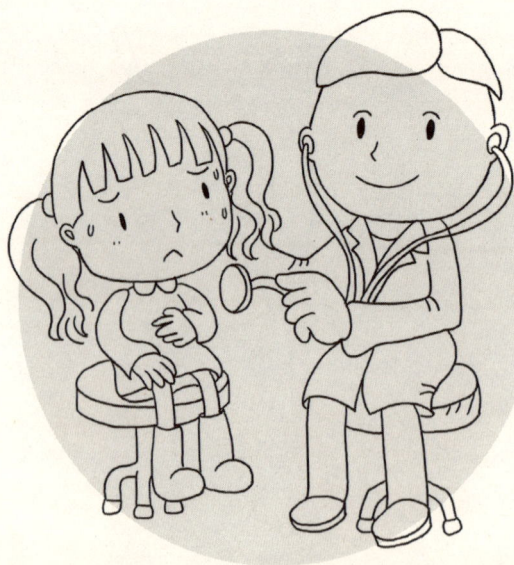

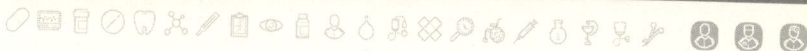

副作用有嗜睡、眩晕等中枢神经系统症状，另外长期使用可引起齿龈增生、骨软化症、牙齿发育不良等。严重的副作用与卡马西平一样，有再生障碍性贫血、粒细胞减少症、肝功能障碍、淋巴结肿大等。

到底三叉神经痛吃什么药好呢？患者应视自己的病情，在专业医生的指导下安全用药。

三叉神经痛的中医辨证论治

三叉神经痛以单侧面部的阵发性、电击样、短促而剧烈的疼痛为特征，临床可分为原发性与症状性两类，其中原发性三叉神经痛多在 40 岁以上人中发生，女性较为多见。中医认为病因虽然多种，但以风、热、痰、虚四者为害最多，具体辨证论治如下：

（1）风寒外袭型

起病较急，疼痛较甚，或面颊有拘急收紧之感，得温熨痛减，吹风受寒辄发或加重，或兼头痛，鼻流清涕，口不渴，舌苔或薄白或白腻，脉浮紧或弦紧。治拟疏风散寒，方用川芎茶调散加减，其中川芎 12g，荆芥 12g，防风 9g，羌活 12g，白芷 12g，薄荷 6g，甘草 6g，细辛 3g。

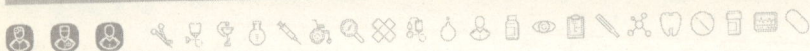

（2）胃火上攻型

面颊及齿龈疼痛如灼，遇热痛增，面红目赤，口渴喜饮，心烦，大便秘结，溲赤，舌质红苔黄，脉滑数。治拟清泻胃火，方用清胃散加减，其中当归15g，黄连12g，生地20g，丹皮12g，升麻9g，生石膏30g，知母12g，白芷9g。

（3）肝胆郁热型

患侧阵发性灼痛，痛连头角，时作抽掣，常因情志刺激而诱发，心烦易怒，面红目赤，口苦，舌尖红，苔黄，脉弦数。治则为清肝利胆，方用当归龙荟丸加减，其中当归12g，龙胆草15g，栀子9g，黄连9g，黄芩9g，大黄6g，芦荟9g，青黛1g，柴胡12g，白芍30克，钩藤12g，地龙9g。

（4）阴虚风动型

面部胀痛，面肌或作抽搐，或麻木不仁，郁怒加重，头晕目眩，心烦易怒，面部烘热，失眠多梦，腰膝酸软，耳中蝉鸣，咽干目赤，舌质红少苔，脉弦细而数。治应滋补肝肾、平肝息风，方用天麻钩藤饮加减，其中天麻9g，钩藤12g，石决明18g，栀子9g，山萸肉15g，白芍30g，牛膝15g，杜仲9g，益母草15g，桑寄生20g，夜交藤20g，茯神12g。

（5）气血亏虚型

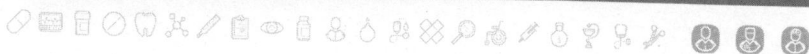

头面痛频发，痛势隐隐，有空痛感，起则痛甚，卧则减轻，遇劳易发，面色苍白，肢体倦怠，气短懒言，饮食减少，舌质淡苔白，脉细弱。治应益气养血，方用补中益气汤合四物汤化裁，其中黄芪15g，党参12g，升麻3g，柴胡6g，当归15g，陈皮9g，白术12g，川芎9g，熟地15g，白芍20g，炙甘草6g。

（6）瘀血阻络型

面痛屡发，痛有定处，或痛如针刺，日久不愈，日轻夜重，面色晦滞，舌质紫暗，脉弦涩或细涩。治拟逐瘀通络，方用通窍活血汤加减，其中赤芍15g，川芎15g，桃仁15g，红花9g，麝香（冲服）0.1g，全虫9g，蜈蚣2条，生姜6g，老葱3根，大枣7枚，黄酒适量。

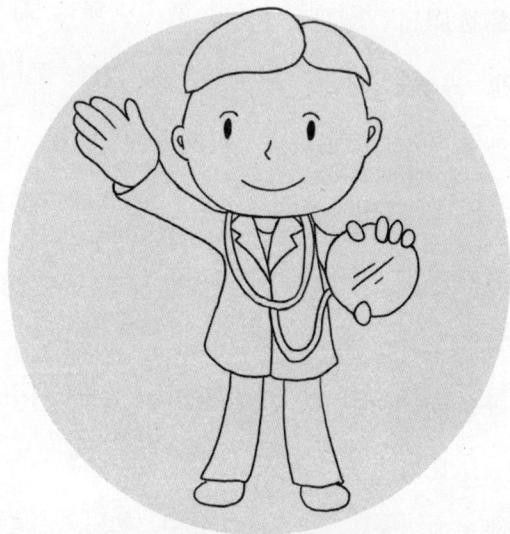

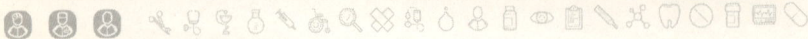

（7）风痰阻络型

面颊闷痛，或麻木不仁，眩晕恶心，或时吐痰涎，胸脘满闷，肢重体倦，舌苔白腻，脉弦滑。治应祛风化痰，方用牵正散合半夏白术天麻汤加减，其中白附子5g，僵蚕12g，全虫5g，半夏12g，白术15g，天麻9g，茯苓12g，橘红15g，甘草6g，生姜6g，大枣4枚，白芷9g，蔓荆子6g。

三叉神经痛的穴位疗法

（1）针灸

第一支痛选阳白、攒竹、太阳；第二支痛选四白、迎香；第三支痛选大迎、夹承浆、下关。配穴为合谷、内庭；如因风热引起的，可配风池、外关；若因肝阳头痛，可配太冲、太溪、风池；阴虚火旺的，可配复溜、太溪。由于本病经年不愈，故常间日或3日针灸1次，30次为1个疗程。

（2）推拿

患者仰卧，以一指禅、点、按、揉、抹、直推等手法施于阿是穴、阳白、鱼腰、太阳、上关、下关、颧髎、颊车等穴各2分钟，而后让患者坐起拿风池、天柱、合谷各2分钟。如属风热者，在手阳明、

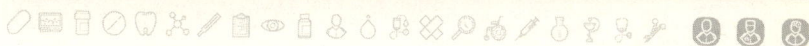

手少阳肘以下循行线上施以擦法；属肝阳上亢者，在足厥阴经膝下循行线上施以擦法；如属虚火上炎者，在足少阴膝以下部位施以擦法，均以透热为度。

第5章

康复调养

三分治疗七分养，自我保健恢复早

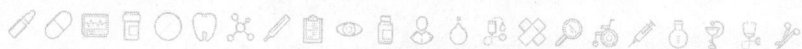

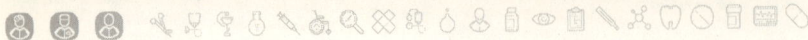

三叉神经痛康复后的注意事项

三叉神经痛除药物治疗外，还有针灸疗法、药物注射三叉神经池或神经干、经皮穿刺半月神经节射频热凝术、经皮穿刺微球囊压迫术（PMC）、γ刀治疗等，这些方法共同的优点为操作简单，较药物治疗疗效明显，下面要谈的是康复后的注意事项。

（1）患侧面部治疗后感觉障碍，请勿做局部冷敷、热敷或热疗，以免冻伤或烫。

（2）治疗后患者患侧面部麻木，感觉障碍，易造成口唇、口腔黏膜的烫伤、咬伤或由异物引起机械性损伤及误吸等。所以注意不

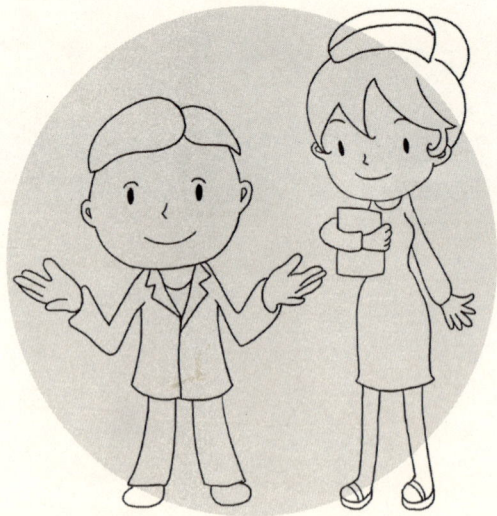

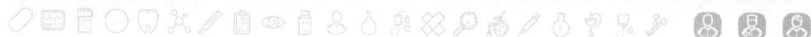

要食用带骨、带刺或过热的食物，进食后口腔往往滞留食物应饭后漱口，保持口腔清洁。

（3）治疗后部分患者角膜反射减弱，应遵医嘱出院后继续点眼药水，风沙天外出时可戴眼镜，避免异物进入眼睛，保护角膜。如有角膜充血、水肿现象，请及时到眼科就医，以防发生角膜炎。

三叉神经痛是医学界公认的神经系统中最痛苦、最顽固、治疗最困难的一种疾病，有"不死的癌症"之称。疾病不仅给患者带来了肉体上的痛苦，而且给患者带来了精神上的折磨。患者终日处于畏惧疼痛发作的恐惧中，有的患者因此萌发轻生念头。因此，作为首先要正确认识疾病、树立战胜病魔的信心。

三叉神经痛的心理治疗与护理

（1）三叉神经痛的相关诱发因素

虽然三叉神经痛的病因仍不能确定，但是临床统计中70%的患者都有较为重大的精神刺激事件。诸多精神、心理因素均可能诱发三叉神经痛的发作。当然还有相关疾病的牵连和外界因素的刺激。如：牙痛、咽痛、头痛及头面部受寒冷刺激等等，都不能排除与三叉神经痛发作的相关性。

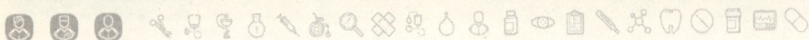

（2）精神不良刺激造成的病态心理及情绪与疼痛的关系

在治疗和护理三叉神经痛患者的过程中，发现有许多患者都有各种精神不良刺激史，包括历史性的和现实性的。如：求职、恋爱、婚姻、家庭纠纷、教育子女、工作环境改变、脑力过劳、工作压力大等，这些方面的问题造成心理压力过重，从而引起不同程度的精神障碍。如：紧张、焦虑、抑郁、睡眠障碍，有些甚至有自杀倾向。这些病态心理可诱发三叉神经疼痛的发作，引起剧烈的疼痛使患者难以承受。而疼痛的同时也可以导致患者的精神紧张和情绪不稳定，自我控制能力差，常因疼痛和情绪的相互作用形成恶性循环使病情加重。由此可见，情绪与疾病，情绪与疼痛有着相当重要的关系。

（3）三叉神经痛患者的心理治疗与护理

三叉神经痛虽然不能仅靠心理治疗和护理治愈，但是在医疗过程中进行心理治疗和护理是极为重要的。

（4）自我保健方法

①三叉神经痛患者易因情绪波动而引起发作，平时应随时备有地西泮，一旦遇有突发情况，使情绪不稳、精神亢奋，而诱发神经血管应激过程，可服地西泮 0.5～1 片，咀嚼后下咽，使其迅速吸收入血，使兴奋的状态镇定下来。

②三叉神经痛对各种刺激的敏感性都很高，尤为对寒冷刺激，

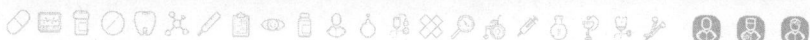

患者可用温水洗漱，冬天着装注意保暖，避免寒冷刺激而导致疼痛发作。

③要有正常的工作规律和生活节奏，劳逸结合，避免过劳，要适当休息娱乐，放松紧张心态，使自己的身体处于良好的状态。

④疼痛发作时，要按时就餐，以松软为主，可用高热量营养丰富的半流食以保证每日的营养。

⑤因有些患者要长期服药控制，要在医师的指导下，坚持用药，以保证体内的维持量，不要自作主张随便停药。如有相关疾病，有可能引起三叉神经发作，要积极治疗，以防患与未然。

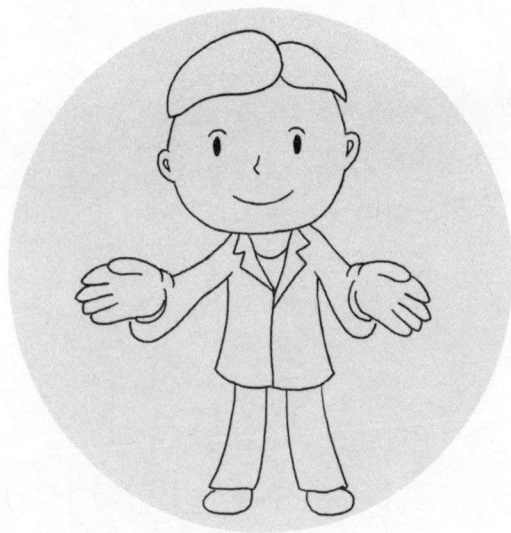

防治三叉神经痛的四个"禁区"

三叉神经痛是一种常见的神经剧烈疼痛疾病，虽然不会危及生命，但疼痛发作时经常让患者生不如死。在三叉神经痛的治疗中有四个"禁区"，如果误入"禁区"，前期的治疗可能会功亏一篑，因此患者朋友一定要引起重视。

禁区一：忌受寒

据临床数据显示，每年冬季是三叉神经痛的高发期，刺骨寒风很容易让肌肉及血管收缩，刺激三叉神经异常放电，导致疼痛。因此，冬季三叉神经痛患者的预防与保健非常重要，忌受寒，避免诱发三

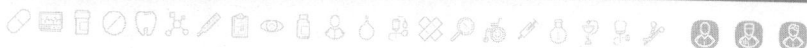

叉神经痛。

禁区二：禁烟酒

对每个三叉神经痛患者来说，饮酒都可能成为诱发因素，尤其是饮用高度酒。

禁区三：切勿情绪波动

大悲、大喜、受惊吓等都是常见的诱发因素，稳定三叉神经痛患者的情绪，避免剧烈情绪波动，这是三叉神经痛患者和家属都应努力做到的。有些三叉神经痛患者不易控制自己的情绪，易急躁、冲动，这就需要家人的理解和呵护，用爱心、耐心引导患者，使患者尽量少受刺激，保持较平和的心态、稳定的情绪，从而避免三叉神经痛发作。

禁区四：不宜过度疲劳

睡眠不足，过度疲劳也是常见的诱发因素。因此，三叉神经痛患者应充分休息，保证足够睡眠，不可因工作、娱乐而过度疲劳，引起三叉神经痛发作。三叉神经痛患者也应尽量避免重体力劳动及大运动量锻炼，因这些活动引起的大口呼吸、过度换气也是常见的诱发因素。

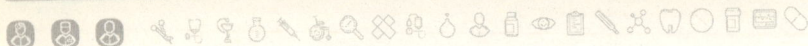

三叉神经痛患者的护理方法

护理三叉神经痛疾病患者的方法有：

（1）日常的饮食要规律，食物可选择质软、易嚼的食物，切不可吃油炸物，也不可食用刺激性、过酸过甜食物以及热性食物等。

（2）头、面部要保暖，避免局部受冻、受潮，不用太冷、太热的水洗面；尤其是在春季气候变化无常，注意气候变化，避免风吹，外出戴口罩及围巾。

（3）日常饮食也要要营养丰富，富含维生素丰富及有清火解毒作用的食品宜多吃，例如新鲜水果，蔬菜及豆制类，少食肥肉，多食瘦肉，食品以清淡为宜。

（4）保持个人卫生，在发作期间也要漱口，刷牙，避免其他疾病发生，洗脸时应使用温水泡过的毛巾擦脸，动作宜轻柔。以免诱发板机点而引起三叉神经痛。

三叉神经痛的日常护理

三叉神经痛的日常护理需要讲究卫生，这对于恢复病情来说是非常重要的。三叉神经痛的护理最主要还是要靠自身的习惯，以下

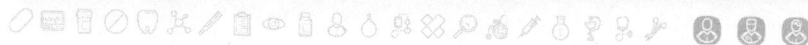

就是对于三叉神经痛的护理的介绍，希望可以帮助大家。

三叉神经痛的护理包括避免情志抑郁和过度劳累。脉络失养、筋脉挛急、过劳易耗伤气阴，可以加重三叉神经痛的疼痛。郁久化火、风火相煽、扰面部经脉，可以加重或是诱发三叉神经痛。

三叉神经痛的护理还包括避免大声说话与猛烈咀嚼。三叉神经痛周围的病变可以引起三叉神经痛的发生。咀嚼肌也是三叉神经的经过处，如果猛烈咀嚼或是大声的说话，可以使面部肌肉运动幅度过大，牵动之前的旧病或是直接牵拉三叉神经，成为一种致伤的因素，引起三叉神经痛或是导致疼痛的加重。

防止感染、讲究卫生也是三叉神经痛的护理重点。三叉神经痛

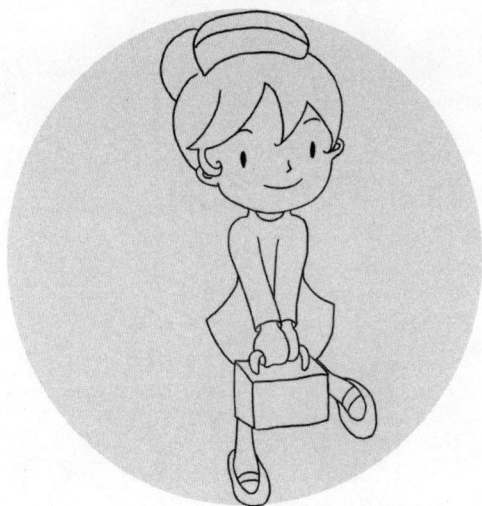

可能和一些感染性疾病有关系。其病原体可以产生外毒素和内毒素，并且可以导致营养障碍。对三叉神经可以产生不良的刺激，从而可以加重或诱发三叉神经痛。

治疗三叉神经痛的偏方

白芍、麦冬、元参、桑白皮各 30g，白茅根、双花、生甘草、石斛各 10g，桑叶、菊花、竹茹各 4 g，山豆根 5 g。每日 1 剂，水煎服。可清热降火，缓解疼痛，无副作用。

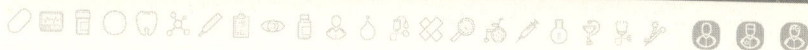

每天起床后和睡前用木梳从前额经头顶至后颈部，开始每分钟梳 25 次左右，5 分钟后逐渐加速，用力要均匀，以不划伤头皮为度。每次梳 10 分钟，1 周后疼痛可减轻，1 个月后可基本痊愈。

三叉神经痛慎服止痛药

三叉神经痛属于一旦得上以后很难自愈的疾病，患者应该采取积极主动的治疗方法。

很多三叉神经痛的患者为了尽快摆脱难以忍受的疼痛，往往会用一些西药来快速止痛，虽然，这些西药对缓解疼痛会有一定效果，但治标不治本，停药后，三叉神经痛还会再次发作。而且不论是口服或者针剂西药，都要经过肝肾代谢，长期服用，都会对肝肾造成严重的伤害。因此对于三叉神经痛和各类头痛的治疗我们要慎用西药，找到病因，对症下药才是关键。

现代医学研究证实：当人的头部血管压迫神经或神经自身免疫功能出现异常时，神经外膜保护组织就会受损，感知神经就会像电流短路一样反射回中枢神经系统，人的面部就会出现电击一样的剧烈疼痛，因此解除头部血管压迫，修复受损的神经外膜保护组织，才是治疗三叉神经痛的根本办法。

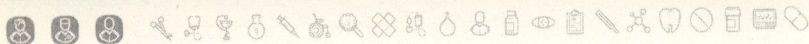

一名美国医生在多年研究的基础上发明了三叉神经痛的介入疗法，受到了患者和医生的欢迎。介入治疗最大的特点就是不需要手术，不需要开刀。首先给患者做一个全身麻醉，然后在患者的面部选一个穿刺点，通过穿刺针放入一个球囊导管，通过球囊在神经根结部位适当的压迫之后，手术就完成了，这是一个简短安全的过程。这种手术是一种全麻手术，是一个微创的小穿刺点，几乎是没有什么创伤的，对于患者几乎没有风险。国外的统计显示到目前为止还没有一个患者因为这种治疗导致死亡。

三叉神经痛分为两大类，一类是原发性的三叉神经痛，一类是继发性的三叉神经痛，这种介入治疗的方法对于所有的原发性的三叉神经痛患者都是适用的。另外对于继发性三叉神经痛患者的治疗还是奉劝患者要首先进行去除病因的治疗。

第 6 章

预防保健
远离疾病，重在养护

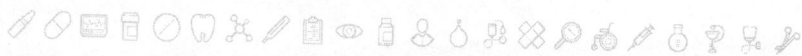

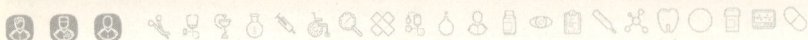

🧑‍⚕️ 三叉神经痛的日常保健

三叉神经痛患者在积极治疗的同时，应做好日常保健工作，不妨试试下面这六种方法。

（1）积极锻炼

三叉神经痛患者在日常生活中应适当参加体育运动，积极锻炼身体，因为增强体质是抵御一切疾病的良药，适合三叉神经痛患者的运动有太极拳、散步、慢跑等相对缓和的项目。

（2）积极治疗原发病

继发性三叉神经痛患者往往患有鼻炎及副鼻窦炎、牙齿及口腔

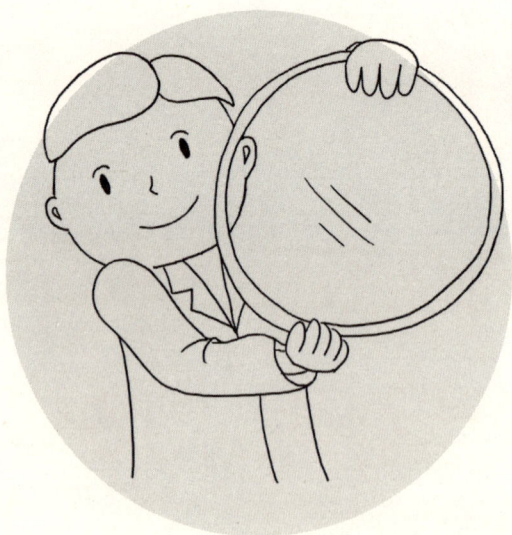

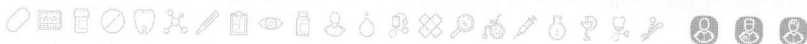

病变等其他疾病，在日常生活中应积极采取相应的治疗措施，及早治愈原发病才能预防三叉神经痛的发作。

（3）树立战胜疾病的信心

三叉神经痛患者应树立治疗疾病的信心，拥有战胜疾病的决心，积极配合医生治疗。在日常生活中保持心情舒畅，尽量避免冲动、发怒或情绪抑郁。

（4）避免刺激扳机点

三叉神经痛患者在日常生活中要努力防止一切诱发疼痛的因素，如洗脸、修面、刷牙、吃饭、理发等动作要轻柔，不要因为动作过猛而刺激扳机点。刮风时尽量不要出门，天气寒冷时应注意保暖，外出戴口罩，避免冷风直接刺激面部。

（5）吃较软的食物

因有力地咀嚼可以诱发三叉神经痛，所以患者应多进食流质或半流质食物，如鸡蛋羹、面条、米粥等。尽量少吃油炸、带骨肉、硬果类等让咀嚼费力的食物；不吃不闻刺激性的调味品，如姜粉、辣椒、芥末等，以防因打喷嚏而诱发疼痛。

（6）注意劳逸结合

三叉神经痛患者应注意休息，尽量不要加班熬夜，劳动之后可以听些轻柔的音乐，让自己的心情尽快平和下来，保证充足的睡眠。

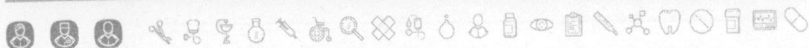

三叉神经痛的饮食护理

三叉神经痛是一种常见的神经科疾病，很多都是由于变异的微血管长期刺激三叉神经根部导致三叉神经变性脱髓鞘而引起剧烈的疼痛，所以，三叉神经痛患者的饮食如果能安排得合理科学，是有利于病情缓解的。那么，三叉神经痛的饮食护理有哪些？

（1）维生素

维生素 B_1 和维生素 C 对保护颅神经损害很重要。维生素 B_1 是脱羧辅酶的主要成分，在碳水化合物的代谢过程中占有重要地位。缺乏维生素 B_1 会引起神经炎，因为神经是消耗糖的组织，若缺乏维生素 B_1，会引起乳酸堆积，侵入脑部，毒化中枢神经系统，使脑组织消耗氧的能力减弱，以至引起暂时性的痉挛。

（2）流食

三叉神经痛饮食供应方式可给流质，每日 5～6 餐，应配制高蛋白、高糖液体食物，如牛奶冲藕粉，牛奶冲蛋花，鸡汤甩蛋花、肉松过箩粥等厚流质，使患者有饱足感。或用高速度捣碎机，将面条、米饭、粥、饺子、炒菜、红烧肉等捣成乳糜状食物，供患者食用。

（3）碳水化合物

神经组织中含有糖脂，而碳水化合物是糖蛋白、黏蛋白和糖脂不可缺少的成分。维持正常神经功能需要糖。因此，三叉神经痛应食用含高碳水化合物食物来供给能量及保护神经功能，每日需要350 ～ 400g。

（4）脂肪

脂肪是组成人体组织细胞的一个重要组成成分，特别是磷脂和固醇等。脑和外周神经组织都含有鞘磷脂（Sphingomyelin），磷脂对动物生长发育很重要，并且也能增加脑的免疫能力。脂肪可多用植物脂肪，以避免胆固醇升高。

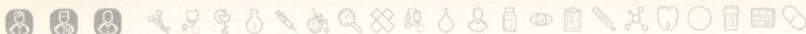

三叉神经痛应避免局部受冻

　　三叉神经痛患者必须要避免局部受冻，为了自己的病情能够达到改善，那么就一定要做好护理工作。注意头、面部保暖，避免局部受冻、受潮，不用太冷、太热的水洗脸。

三叉神经痛的营养疗法

　　膳食制备时，禁食刺激性食物，如洋葱、生葱、大蒜、鲜柿椒、韭菜、蒜黄等。禁用刺激性调味品，如干辣椒、五香粉、芥末、咖

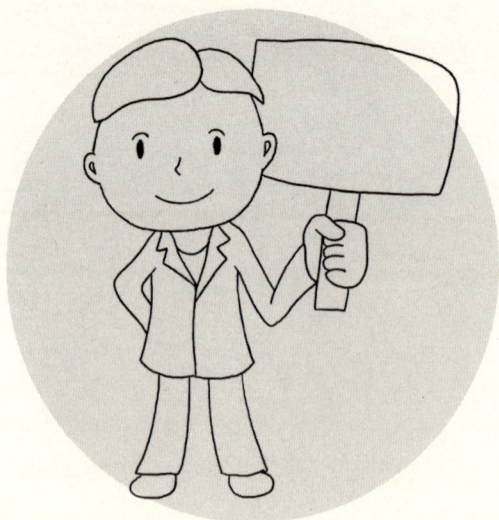

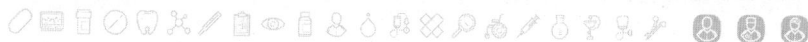

喱粉等，禁饮各种酒类。膳食温度要适宜，不要过冷或过热，以避免化学和物理刺激，引起剧烈咳嗽。若刺激感觉纤维，易引起面部神经感觉减退及三叉神经疼痛。

饮食供应方式可给流质，每日 5～6 餐，应配制高蛋白、高糖液体食物，如牛奶冲藕粉，牛奶冲蛋花，鸡汤甩蛋花、肉松过箩粥等厚流质，使患者有饱足感。或用高速度捣碎机，将面条、米饭、粥、饺子、炒菜、红烧肉等，皆可捣成乳糜状食物，供患者食用。

🩺 三叉神经痛患者忌用冷水洗脸

用冷水洗脸可以预防感冒，但三叉神经痛的患者禁用冷水洗脸。三叉神经痛是一种神经病理性损伤，寒冷刺激会让三叉神经痛变得非常敏感易发。因此，三叉神经痛患者，最好用温水洗脸，避免让脸遇冷。

除此之外，不要经常生气，更不要情绪激动，平日里多吃一些清淡但是有营养的饮食，尤其是不要饮酒和抽烟，饮酒和抽烟可能会导致血管扩张，从而压迫三叉神经，让三叉神经更痛了。对于程度较轻的患者，可以尝试用一些物理疗法来治疗，比如说针灸和激光照射、热疗等。

三叉神经痛的自我调养

（1）生活、饮食要有规律，保证足够的睡眠和休息，避免过度劳累。

（2）保持心情舒畅，切忌冲动、生气，抑郁寡欢。树立治疗疾病的信心，积极配合医生治疗。

（3）适当参加体育运动，锻炼身体，增强体质。

（4）动作轻、慢，防止一切诱发疼痛的因素，如洗脸、涮牙等，尽量避免刺激扳机点。寒冷天注意保暖，避免冷风直接刺激面部。

（5）进食较软的食物，因咀嚼诱发疼痛的患者，则要进食流食，切不可吃油炸物，刺激性食物，海鲜产品以及热性食物等。

（6）坚持治疗，不要随便停药，以求根治。

三叉神经痛的饮食禁忌

（1）忌烟酒

酒精饮用过多，易引起维生素B族的缺乏，成为神经炎的诱因。特别是白酒，酒精含量高，应控制不可多饮，这是三叉神经痛的饮食禁忌。

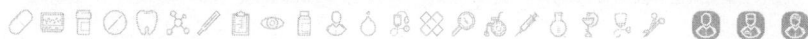

（2）忌高糖

特别是白糖，不仅维生素的含量是零，而且糖在代谢中还要维生素 B_1 参与，所以，饮食中的高糖会使三叉神经痛患者本来就不足的维生素 B_1 更加缺乏，所以一定要注意控制糖的摄入量。

（3）忌浓茶

多饮浓茶可使神经兴奋性增强，小动脉痉挛，从而加重三叉神经痛。

（4）忌辛辣

辛辣刺激性食物有葱、蒜、韭菜、辣椒、花椒、胡椒、洋葱、芥末、五香粉、咖喱粉等。这些食物可上行头目刺激三叉神经，使神经冲

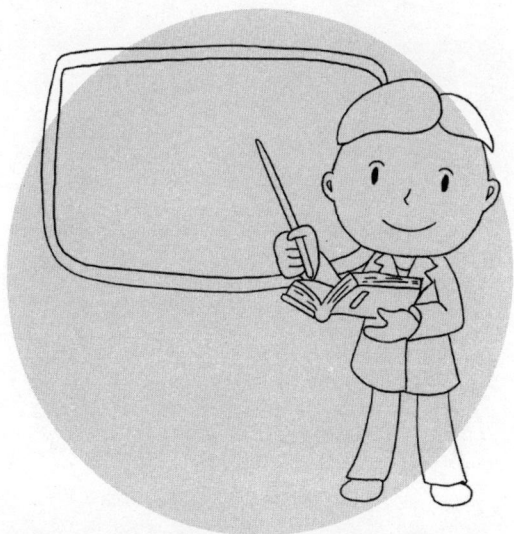

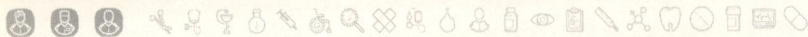

动加强，从而诱发疼痛。进入体内可助火化热，耗伤阴血，血虚生风，筋脉拘急，加重疼痛。

三叉神经痛的预防方法

三叉神经痛是神经性疾病里很严重的一种病症，该病发作时会给患者的头部和脸部带来剧烈疼痛。那么预防三叉神经痛都有哪些方法？

（1）慢跑法：每天慢跑15分钟，对祛病延年、康复保健大有好处。

（2）适当参加体育运动，锻炼身体，增强体质，如打太极拳、

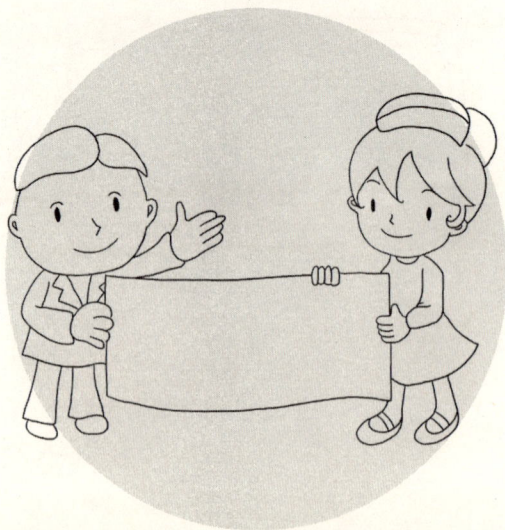

散步等都有助于预防三叉神经痛。

（3）保持心情舒畅，切忌冲动、发怒或抑郁寡欢。树立治疗疾病的信心及战胜疾病的决心，积极配合医生治疗。

（4）防止一切诱发疼痛的因素，做好三叉神经痛的预防。如洗脸、刷牙、修面、理发、吃饭等动作要轻柔，尽量避免刺激扳机点。刮风时最好不要出门，寒冷天应注意保暖，外出时一定要戴口罩，避免冷风直接刺激面部。

（5）进食较软的食物，因咀嚼诱发疼痛的患者，则要进食流质或半流质饮食，如面条，鸡蛋羹、米粥等。切不可吃油炸物、硬果类等令人咀嚼费力的食物；不吃不闻刺激性的调味品如姜粉、芥末等，以防因打喷嚏而诱发三叉神经痛发作；不喝酒，不抽烟，不饮咖啡等。

（6）每日生活、饮食要有规律，保证足够的睡眠和休息，避免过度劳累。

三叉神经痛的预后

三叉神经痛的病程呈周期性发作，每次疼痛发作时间由开始数秒钟到 1 ～ 2 分钟，即骤然停止。每次发作周期可持续数周至数月，以后症状常可逐渐减轻而消失或明显缓解（数天至数年）。

在此缓解期间患者往往期望不再发作，但过一段时间后，剧痛重又发作，自行痊愈的机会很少，而是越发越频繁，疼痛程度亦随之加重，但此病无直接危及生命之虞。